DER RHEUMATISMUS

Erschienen : 29. August 1963

Umfang : XII, 103 Seiten, 27 Abb.,
7 Tab.

Gewicht : 195 g.

Preis : kartoniert DM 28.-

Einband : Gebhardt, Heidelberg

DER RHEUMATISMUS

SAMMLUNG VON EINZELDARSTELLUNGEN AUS DEM GESAMTGEBIET DER RHEUMAERKRANKUNGEN

HERAUSGEGEBEN VON

PROFESSOR DR. R. SCHOEN

Direktor der Medizinischen Universitäts-Klinik und -Poliklinik
Göttingen

BAND 35

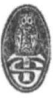

SPRINGER-VERLAG BERLIN HEIDELBERG GMBH

1963

DAS GLEITSYSTEM DES BEWEGUNGSAPPARATES (SCHLEIMBEUTEL, SEHNENSCHEIDEN)
UND SEINE ERKRANKUNGEN

VON

DR. MED. EGON FENZ
eh. Dozent der Universität Wien

MIT 27 ABBILDUNGEN UND 7 TABELLEN

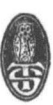

SPRINGER-VERLAG BERLIN HEIDELBERG GMBH

1963

Alle Rechte vorbehalten

Kein Teil dieses Buches darf in irgendeiner Weise (durch Mikrofilm, Photokopie oder ein anderes Verfahren) ohne schriftliche Genehmigung des Verlages reproduziert werden.

Copyright 1963 by Springer-Verlag Berlin Heidelberg
Ursprünglich erschienen bei Dr. Dietrich Steinkopff, Darmstadt 1963
Softcover reprint of the hardcover 1st edition 1963

ISBN 978-3-7985-0220-8   ISBN 978-3-642-86053-9 (eBook)
DOI 10.1007/978-3-642-86053-9

Zweck und Ziel der Sammlung

Nachdem bereits eine stattliche Reihe der 1938 begonnenen Sammlung von Einzeldarstellungen aus dem Gesamtgebiet der Rheumaerkrankungen erschienen ist, bedarf es eigentlich keiner einführenden Begründung dieses Unternehmens mehr. Der Zweck liegt klar: Eine zwanglose Folge von in sich geschlossenen Monographien verschiedenartiger Teilgebiete durch hervorragende Sachkenner soll eine Grundlage gesicherter Vorstellungen geben. Wenn die Blickrichtungen verschieden sind und Überschneidungen vorkommen, gewinnt das Bild an Tiefenwirkung. Solange trotz aller klärenden Fortschritte der Rheumatismus eine Vielheit von ätiologischen, pathogenetischen und therapeutischen Gegebenheiten mit oft nur lockeren Zusammenhängen darstellt, wird die Synthese und Abgrenzung durch eine solche planmäßige und vielfach verflochtene Zusammenstellung gesicherten Wissens und ernsthafter Problemstellung am besten in Angriff genommen. Damit wird auch das wichtige praktische Ziel verbunden, das Interesse an der am meisten verbreiteten und kostspieligsten Volkskrankheit zu wecken und zu fördern und ihre Bekämpfung wirksam zu unterstützen. Die Therapie nimmt deshalb einen großen Raum ein und berücksichtigt die natürliche Heilweise in gebührendem Maße.

Möge die Sammlung, deren Umfang auf wesentliche Rheumaprobleme beschränkt bleiben soll, dem Arzt als wissenschaftliches und therapeutisches Rüstzeug im Kampf gegen den Rheumatismus gute Dienste leisten und mithelfen, die Gesunderhaltung unseres Volkes zu fördern.

Göttingen, im Dezember 1962

R. SCHOEN

Vorwort

Wer sich lange genug mit Fragen der „Rheuma"-behandlung befaßt hat, bei dem ist, wenn er nur einigen Sinn für Sprachlogik besitzt, eine Art „Allergie gegen den Rheumabegriff" entstanden, den er als diffus und mißverständlich empfinden muß. Dabei ist dieses Wort „Rheuma" in so vielen nützlichen Begriffen – man denke nur an „Rheumabekämpfung", „Rheumaabteilung", „Rheumabad" usw. – so tief verankert, daß er als unausrottbar gelten darf. Unter diesen Umständen scheint es mir am klarsten und einfachsten zu sein, zwischen einem riesigen Arbeitsgebiet „Rheumatologie" und einer besonderen, glücklicherweise nicht sehr häufigen, entzündlichen Erkrankung „Rheumatismus" zu unterscheiden. „Rheumatologie" ist dann das Arbeitsgebiet, das sich – um es einmal zu umfassen – mit den meist schmerzhaften Leiden des Bewegungs- und Stützapparates mit Ausnahme der äußeren Verletzungen, der Neoplasmen und gewisser anderer Knochenkrankheiten befaßt. „Rheumatismus" aber ist eine entzündliche Erkrankung – man kann sie bekanntlich auch „echten" oder Rheumatismus „verus" nennen –, über deren Eindeutigkeit kein Zweifel bestehen kann, auch wenn über ihre Ätiologie und Pathogenese noch viel disputiert werden dürfte.

Eine Arbeit, die sich wie die vorliegende mit den Erkrankungen der Schleimbeutel und Sehnenscheiden befaßt, gehört ohne Zweifel in das Arbeitsgebiet „Rheumatologie". In den Bereich des „Rheumatismus" gehört unsere Arbeit nur insofern, als sie unter anderem auch die „rheumatische" Bursitis und Tendovaginitis behandelt und von den übrigen Schleimbeutel- und Sehnenscheidenerkrankungen abgrenzt.

Das Gebiet der Erkrankungen des „Gleitsystems", unter welchem Namen ich die Krankheiten der Schleimbeutel und Sehnenscheiden zusammenfasse, ist nicht nur dem Namen nach, sondern in vielfacher Hinsicht klinisches Neuland. Da gilt das alte „Teile und herrsche" vor allem in einer Aufforderung klar „einzuteilen." Doch bin ich mir darüber im klaren, wie wenig wir auch in dieser Hinsicht Vollständigkeit beanspruchen können. Im übrigen kann die „Freude am Kleinen", die uns die Erforschung der Schleimbeutel und Sehnenscheiden bereitet, auch als Antwort auf den „Schrecken im Großen" dieser Zeit gelten.

Meinem Verleger Dr. Dietrich Steinkopff habe ich für seine Sorgfalt und Geduld besonders zu danken. Auch danke ich allen herzlich, die mir bei der Herstellung der Arbeit behilflich waren.

Wien, im Mai 1963

E. Fenz

Inhaltsverzeichnis

Zweck und Ziel der Sammlung V

Vorwort VII

Einleitung 1

I. Bau und Aufgabe des Gleitsystems 5
    A. Die Schleimbeutel (Bursae synoviales) 7
    B. Die Sehnenscheiden 9
        1. Die Sehnenscheiden der Hand 11
            a) Die Sehnenscheiden der Fingerbeuger 11
            b) Die Sehnenscheiden der Fingerstrecker 11
        2. Die Sehnenscheiden des Fußes 12
            a) Dorsale 12
            b) Fibulare 13
            c) Plantare 13
            d) Tibiale 13
            e) Phalangeale 13
    C. Die Flüssigkeit des Gleitsystems 14

II. Die Erkrankungen der Schleimbeutel 16
    Zur Geschichte der Schleimbeutelerkrankungen 16
    Nomenklatur 17
    Einteilung 19
    A. Die Schleimbeutelentzündung (Bursitis) 20
        1. Die „unspezifische" Schleimbeutelentzündung . . . 21
            a) Symptomatik der „unspezifischen Bursitis" . . . 22
                Schwellung 24
                Rötung und Temperaturanstieg 26
                Hypästhesie der Haut über der entzündeten Bursa . 27
                Schmerzen 28
                Hypertonus oder Hartspann 31
                Kontraktur 33
                Muskelatrophie 34
                Knochenatrophie 35
                Verkalkung 36
            b) Die akute Verlaufsform 42
            c) Die sekundär-chronische Verlaufsform 43

d) Die primär-chronische Verlaufsform 45
e) Die rezidivierende Verlaufsform 46
f) Ätiologie 50
g) Prognose 50
h) Lokalisation 51
   Schulterregion 53
   Ellbogenregion 58
   Handwurzel 58
   Finger 60
   Becken, Kreuz- und Steißbein 60
   Hüft- und Trochanterregion 61
   Kniegelenksgegend 68
   Sprunggelenk-, Mittelfuß- und Zehengegend . . . 71
   Sonstige Bursen 72
i) Therapie 73
   Schmerzstillung 73
   Anästhesiebehandlung 73
   Röntgentherapie 78
   Radium 79
   Corticosteroide 79
   Hyperämisierende Mittel 79
   Bewegungstherapie 79
2. Die „spezifische" Schleimbeutelentzündung 79
  a) Die rheumatische 79
  b) Die tuberkulöse 80
  c) Die gonorrhoische 81
  d) Die luische 81
  e) Die dysenterische 82
  f) Bei Grippe 83
  g) Andere spezifische 83
  h) Polybursitis 84

B. Die allergische Schleimbeutelentzündung 84

C. Stoffwechselerkrankungen – Gicht 85

D. Degenerative Prozesse der Schleimbeutel 85

E. Traumatische Veränderungen 85

F. Tumoren 86

III. Die Erkrankungen der Sehnenscheiden 87

A. Die Sehnenscheidenentzündung 87
  1. Die „unspezifische" Sehnenscheidenentzündung 87
    a) Die Tendovaginitis serosa 87

b) Die Tendovaginitis crepitans	89
c) Die Tendovaginitis stenosans	90
2. Die „spezifischen" Sehnenscheidenentzündungen	91
a) Die Tendovaginitis rheumatica	91
b) Die Tendovaginitis tuberculosa	93
c) Die Tendovaginitis gonorrhoica	93
d) Die Tendovaginitis luica	93
e) Die Tendovaginitis bei Dysenterie	94
f) Eitrige Tendovaginitis	94
g) Andere spezifische Tendovaginitiden	94
h) Polytendovaginitis	94
B. Die allergische Sehnenscheidenentzündung	94
C. Stoffwechselerkrankungen	94
D. Degenerative und traumatische Erkrankungen der Sehnenscheiden	95
Literaturverzeichnis	96
Autorenverzeichnis	99
Sachverzeichnis	101

Einleitung

Eine besondere Darstellung der Erkrankungen des Gleitsystems und ihrer Behandlung erfordert vielleicht eine hinreichende Erklärung und Begründung. Es handelt sich um die Erkrankungen der Schleimbeutel und der Sehnenscheiden, also sogenannter Hilfsorgane der Sehnen, der Muskeln und somit des Gelenkes oder – anders ausgedrückt – um Hilfsvorrichtungen der Beweglichkeit im Gelenk. Aufgabe dieser Vorrichtungen ist es, kurz gesagt, den Ablauf der Bewegungen so reibungsarm wie möglich zu machen, und dies auch unter der erschwerenden Bedingung, daß die Sehne mit einer Richtungsänderung verläuft. Von der störungslosen Erfüllung dieser Aufgabe hängt sehr oft die Beweglichkeit eines Gelenkes ab und eine Funktionsstörung im Gleitapparat bedeutet gewöhnlich Bewegungshemmung und Schmerz im übergeordneten Gelenk. Die Folgen einer chronischen Bewegungshemmung können aber – was oft übersehen wird – für das Gelenk auch dann verhängnisvoll sein, wenn es gar nicht selbst erkrankt ist, sondern die Ursache zum Beispiel in einer Erkrankung der Schleimbeutel oder Sehnenscheiden liegt. Schon aus diesem Grund ist es sehr notwendig, sich mit der Diagnostik und Therapie des Gleitsystems genau vertraut zu machen.

Dazu kommt, daß die Erkrankungen der Schleimbeutel und Sehnenscheiden keineswegs selten sind. Innerhalb der Gruppe der rheumatologischen Leiden beträgt ihr Anteil etwa 3–5%. Diese Zahl erscheint zwar nicht allzu groß, sie wird aber nur dann richtig beurteilt, wenn man bedenkt, daß unter der Bezeichnung „rheumatisch" gewöhnlich alle schmerzhaften Erkrankungen des Bewegungs- und Stützapparates – mit Ausnahme der Verletzungen, der Tumoren und einiger seltener Knochenerkrankungen – zusammengefaßt werden. Unter den von mir in den letzten 22 Jahren untersuchten und behandelten rheumatologischen Patienten waren 840 Fälle an Leiden der Schleimbeutel und Sehnenscheiden erkrankt, das sind rund 4% der „Rheumatiker" überhaupt. Dieser perzentuelle Anteil dürfte auch mit dem anderer Behandlungsstellen einigermaßen übereinstimmen. So ergab zum Beispiel die genaue eigene Untersuchung aller rheumatologischen Patienten, die 1950 im Rheumabad Deutsch Altenburg zur Kur waren, 3% Schleimbeutel- und 0,5% Sehnenscheidenerkrankungen, also wieder ungefähr den gleichen Anteil wie in meinem eigenen, viel zahlreicherem Krankengut. Wir können also zumindest hierzulande damit rechnen, daß jeder 25. bis 30. „rheumatologische" Patient an einer Erkrankung der Schleimbeutel leidet und das ergibt bei der ungeheueren Häufigkeit rheumatologischer Fälle eine nicht zu unterschätzende Zahl.

Die praktische Bedeutung einer Krankheitsgruppe hängt aber nicht nur von ihrer *Gefährlichkeit* und ihrer *Häufigkeit*, sondern im hohen Maße auch von ihrer *Heilbarkeit* oder – vorsichtiger ausgedrückt – von den Ergebnissen ihrer Behandlung ab. Die Behandlung der Erkrankungen des Gleitsystems gehört nun bei etwa 90% der Fälle zu den dankbarsten und erfolgreichsten, die es auf dem rheumatologischen Arbeitsgebiet gibt; dankbar, weil es uns fast immer rasch gelingt, einen oft äußerst schmerzhaften Zustand schmerzlos zu machen, und erfolgreich, weil es uns dabei glücklicherweise sehr oft möglich ist, das Leiden endgültig zu beseitigen, also zu heilen. Dabei ist es klar, daß wir mit dem Wort „heilen" bei fast allen anderen rheumatologischen Erkrankungen sehr zurückhaltend sein müssen, weil wir die meisten von ihnen günstigenfalls „beschwerdefrei" machen können, ohne sie jedoch endgültig zu beseitigen. Die Möglichkeit bei den meisten Schleimbeutel- und Sehnenscheidenkrankheiten wirklich entscheidend zu helfen, macht natürlich ihre Erkennung und Behandlung zu einer Aufgabe von großer praktischer Bedeutung.

Der Anreiz für die Darstellung dieses einigermaßen vernachlässigten, gewissermaßen kleingedruckten Teilgebietes der Rheumatologie lag aber für mich auch in der Möglichkeit, ihm einige neue Gesichtspunkte abzugewinnen. Zunächst gab es meines Wissens bisher keine Einteilung der Schleimbeutelerkrankungen bzw. ihrer Bezeichnungen. Wir müssen nicht nur die große Gruppe der unspezifischen Bursitis von den durch bestimmte bekannte Infektionen entstandenen Bursitiden unterscheiden, wir müssen auch den Begriff der rein-allergischen Bursopathie klarstellen. Auch die Schleimbeutelleiden etwa bei Harnsäuregicht können wir nicht einfach unter dem Sammelbegriff „Bursitis" untergehen lassen, sondern wir werden versuchen, sie ebenso wie die degenerativen Formen („Bursosen") und die „traumatischen Bursopathien" als Krankheitsformen mit besonderem Gepräge zu kennzeichnen.

Das gleiche gilt für die Lokalisation der Schleimbeutelerkrankungen, vor allem für die der „unspezifischen Bursitiden". Ihre bisherige Kenntnis beschränkt sich eigentlich auf einige wenige Lokalisationen; aber es hat sich gezeigt, daß es unter den rund 300 Bursen des menschlichen Körpers eine ganze Anzahl gibt, von deren Erkrankungsmöglichkeiten wir eigentlich bisher nichts oder fast nichts wissen. So wurde – um nur zwei Beispiele zu nennen – die mit Kalkeinlagerungen einhergehende Bursitis des Musculus flexor carpi ulnaris über dem Erbsenbein bisher ebensowenig beschrieben wie die Bursitis calcarea subcutanea digitorum dorsalis. So gibt es in der Hüft- und Trochantergegend jederseits etwa 20 Schleimbeutel, deren Erkrankung oft nur im Falle einer „unspezifischen" kalzifizierenden Bursitis feststellbar war. Ihre Anzeichen sind aber oft so charakteristisch, daß die Diagnose schon vor dem röntgenologischen Nachweis einer Kalkeinlagerung gestellt werden kann. Es ist jedoch so, daß wir hier oft erst am Anfang unserer Kenntnisse stehen und es noch ein großes und subtiles Gebiet zu erschließen gilt.

Auch an der Symptomatik dieser Erkrankungen gab es Neues oder kaum Bekanntes zu beobachten. So etwa die umschriebenen Hypaesthesien über erkrankten Schleimbeuteln, die ich „hypaesthetische Inseln" nenne und die offenbar ein Charakteristikum dieser lokalisierten Erkrankungen sind. Auch über die Verlaufsformen der unspezifischen Bursitis und der anderen Schleimbeutelerkrankungen ist bisher nicht viel bekannt. Vor allem sind es aber die verhängnisvollen Folgen von Schmerz und Bewegungshemmung, die uns bei der Beobachtung der Schleimbeutelleiden besonders beschäftigt haben. Das führt uns zu einer Reihe von Behandlungen dieser Erkrankungen, über die wir wegen ihrer guten Aussichten besonders gut Bescheid wissen müssen. Auch müssen wir orientiert werden, welche Maßnahmen schädlich und daher unbedingt zu vermeiden sind. Kurz, es läßt sich über dieses interessante und aussichtsreiche Gebiet eine Menge sagen, was einerseits nicht oder fast nicht bekannt, andererseits gerade für den Praktiker von Bedeutung ist.

Das gleiche läßt sich, wenn auch nicht in diesem Ausmaß, über die Erkrankungen der Sehnenscheiden sagen. Auch dieses Gebiet wird noch sehr eingehend zu behandeln sein. Vielleicht ist es nicht ohne Nutzen, die Erkrankungen der Sehnenscheiden als Funktionsstörungen im Gleitsystem darzustellen und ihre Behandlung nach heutigen Methoden – dabei ist vor allem an die Corticosteroide zu denken – zu beschreiben. Auch die Erkrankungen der Sehnenscheiden machen eine klare Einteilung nötig, die hier versucht werden soll. Aber ich bin mir bewußt, daß wir auch hier unsere Kenntnisse nicht zu hoch einschätzen oder gar dogmatisch verwerten dürfen. Die zunehmende Sicherheit der Diagnostik und die äußerst erfolgreiche, oft endgültig heilende Wirkung der Therapie machen auch die Erkrankungen der Sehnenscheiden heute zu einem wichtigen Gebiet von allgemeinem Interesse.

Wir haben es also bei den Leiden der Schleimbeutel und der Sehnenscheiden, die ich hier als Erkrankungen des „Gleitsystems" zusammenfasse, mit der Pathologie eines eigenen Organsystems zu tun, dessen Bau und Funktion den Anatomen zwar hinlänglich bekannt ist, dessen Klinik aber in vielfacher Hinsicht ein noch recht unerschlossenes Gebiet ist. Wenn ich in der folgenden Arbeit den Versuch mache, meine Erfahrungen über die Erkrankungen des Gleitsystems und ihre

Behandlung zusammenzufassen, dann bestärkt mich darin die jahrelange Beschäftigung mit diesem Gebiet und die Hoffnung, dem Praktiker hier brauchbare Richtlinien geben zu können. Was aber die notwendigen theoretischen Ausführungen betrifft, so hoffe ich, daß sich auch auf diesem Gebiet der etwas paradox klingende ärztliche Grundsatz bewährt, daß es nicht leicht in der Medizin etwas so Praktisches gibt wie eine richtige Theorie.

Alle in diesem Buch publizierten Röntgenbilder verdanke ich der ausgezeichneten Zusammenarbeit mit Dozent Dr. ANDREAS FRANK. Die Abb. 1–5 stammen aus dem „Lehrbuch der systematischen Anatomie" von JULIUS TANDLER (Leipzig 1919) und werden mit der freundlichen Erlaubnis des Verlages hier – etwas modifiziert – verwendet. Einige der sonstigen Abbildungen wurden bereits bei einer eigenen Veröffentlichung „Die Schleimbeutelentzündung und ihre Behandlung" (Wien 1955) publiziert und werden mit Einverständnis des Verlages hier verwendet.

I. Bau und Aufgabe des Gleitsystems

Der Bewegungsapparat ist (nach BRAUS-ELZE) ein architektonisches Ganzes, an dem wir einen „bewegten" Anteil von einem „bewegenden" Anteil unterscheiden können. Dabei sind wir uns natürlich bewußt, daß die Impulse des „Bewegens" in einem ganz anderen anatomischen System, dem Nervensystem, beheimatet sind und vor sich gehen. Der Teil des Bewegungssystems, den wir cum grano salis bewegend oder „aktiv" nennen, bestünde dann aus quergestreiftem Muskel und Sehne, während sich der bewegte oder „passive" Anteil aus Periost, Gelenkskapsel, Knorpel und Knochen zusammensetzt, wozu noch bestimmte Bindegewebsanteile und Fettgewebe hinzukämen. Zwischen – oder besser gesagt – neben diesen aktiven und passiven Anteilen des Bewegungsapparates ist an bestimmten Stellen ein eigenes System mit besonderen Aufgaben eingeschaltet, das *Gleitsystem*.

Aufgabe des Gleitsystems ist es, kurz gesagt,

1. den Ablauf der Bewegungen so reibungsarm wie möglich zu machen und

2. auch dort zu ermöglichen, wo die Sehne mit einer Änderung ihrer Richtung verläuft, wo sie also zum Beispiel über einen Knochenvorsprung, ein sogenanntes „Hypomochlion", umbiegt, um zu ihrem Ansatz zu gelangen.

Das „Gleitsystem" hat somit eine doppelte Aufgabe: die gerade gerichtete Bewegung reibungsarm zu machen und die Bewegung „ums Eck" so zu ermöglichen, daß es nicht zu Scheuerungsschäden durch Abnützung kommt. Beide Aufgaben können nur vom lockeren interstitiellen Bindegewebe erfüllt werden, das man ja mit Recht als das gefügigste menschliche Gewebe bezeichnet hat. Es soll kurz gekennzeichnet werden, bevor auf seine Anwendung in den einzelnen Teilen des Gleitsystems näher eingegangen wird.

Das „lockere interstitielle" Bindegewebe baut sich aus Lamellen von welligen, spiralig gedrehten und in spitzen Winkeln sich kreuzenden fibrillären Bündeln auf. So bildet es ein nicht dehnbares, aber zugfestes Stützgerüst, das durch die Einlagerung von elastischen Fasern eine gewisse Nachgiebigkeit erhält. Dieses Bindegewebe (im wahrsten Sinn des Wortes) füllt nicht nur die Zwischenräume zwischen den einzelnen Organen auf, es kommt auch in anderer Weise zur Verwendung. So bildet es – etwa als Kapsel – einen Überzug dieser Organe, oder es bildet als Stützgerüst (als „Stroma-teppich") ein Gewebe, das die ernährenden Gefäße und Nerven zuführt. Wo es sich dabei um sogenannte bewegliche Organe, also um Muskeln und Sehnen handelt, wird dieses lockere Bindegewebe zu ihrer Verschiebeschicht, zu ihrem „*Gleitgewebe*".

Müssen diese beweglichen Organe nur vor der Reibung mit anderen nachgiebigen Geweben (z. B. Haut, Fettgewebe, anderen Muskeln) bewahrt werden, dann bietet das gewöhnliche lockere Bindegewebe anscheinend genügend Schutz. Wo aber die Gefahr besteht, daß eine Sehne, seltener ein Muskel oder auch die Haut, durch die Nachbarschaft einer festen, knöchernen Unterlage bei ihrer Bewegung Reibungs- oder Scheuerungsschäden erleiden könnte, da bilden sich innerhalb dieser Gleitschicht besondere, glattwandige, von einer im Ausmaß wechselnden Flüssigkeitsmenge erfüllte Gebilde.

Diese Gebilde sind die wesentlichen Teile des Gleitapparates und zwar:

Die Sehnenscheiden (Vaginae tendinum), röhrenförmige, synovial ausgekleidete Gebilde, welche viele – keineswegs alle – Sehnen mit einem glattwandigen Flüssigkeitsmantel umgeben, wodurch auch bei einer Richtungsänderung der Sehne eine reibungsarme Beweglichkeit ermöglicht wird.

Die Schleimbeutel (Bursae synoviales), wasserkissenartige, außen und innen glattwandige, mehr oder weniger stark mit Flüssigkeit gefüllte Gebilde, welche sich im allgemeinen dort finden, wo Sehnen, Faszien oder Haut über einer festen Grundlage gleiten können sollen, ohne daß es dabei zu Scheuerungsschäden kommt. Dabei ist unter „fester Grundlage" der vom Periost überzogene Knochen gemeint.

Sehnengelenke gehören nur insoferne zu dem, was hier als Gleitsystem bezeichnet wird, als sich an ihnen regelmäßig ein Schleimbeutel befindet. Im übrigen handelt es sich um Vorrichtungen, bei denen die Richtung einer Sehne dadurch geändert wird, daß diese Sehne um eine Knochenrolle gewunden ist. Man hat diese „Sehnengelenke" zu den Hilfseinrichtungen des Gleitsystems gerechnet, wozu aber kein eigentlicher Grund besteht.

Die Flüssigkeit des Gleitsystems ist ein zweifellos wesentlicher, im Grund genommen eigener Bestandteil dieses Systems, ein Hinweis, für den ich Prof. R. SCHOEN bestens zu danken habe. Ohne diese Flüssigkeit sind ja weder Schleimbeutel noch Sehnenscheiden vorstellbar. Aus der Flüssigkeitsmenge können wir ebenso wertvolle Schlüsse ziehen wie aus ihrer Beschaffenheit. Allerdings ist unser Wissen auf diesem Gebiet noch ziemlich unvollständig. Das darf uns aber nicht abhalten, ihre diagnostische Bedeutung richtig einzuschätzen. Wir werden in einem eigenen Abschnitt darauf zurückkommen.

Entwicklungsgeschichtlich stammen alle Anteile des Gleisystems aus dem mesodermalen Keimblatt, histologisch aus lockerem, interstitiellem Bindegewebe; auch funktionell stellen sie, wie wir gesehen haben, eine Einheit dar. Die Pathologie der Schleimbeutel und Sehnenscheiden zeigt uns aber gar nicht so selten, daß – unabhängig von den Erkrankungen der Gelenke – Teile des Gleitapparates systemartig erkranken können, z. B. als Polybursitis oder Polytendovaginitis. Wir haben daher überzeugende Gründe, die Erkrankungen dieses Systems einheitlich darzustellen.

A) Die Schleimbeutel (Bursae synoviales)

Die Anzahl der im menschlichen Körper (postembryonal) festgestellten Schleimbeutel gilt als variabel und wird auf etwa 300 geschätzt. Der Zeitpunkt ihrer Entwicklung wird sehr verschieden angegeben. Nach BLACK 1934 ist beim Neugeborenen nur die Bursa subacromialis vorhanden. Auch KAPLAN und FERGUSON (1937) sind der Ansicht, die Entstehung der Bursen erfolge vorwiegend erst nach der Geburt. Demgegenüber weist der Anatom SIEGLBAUER darauf hin, daß die „großen Bursen" bei der Geburt schon vorhanden seien, und auch HEINECKE und SCHWARTZ betonen, daß die Anlage der Bursen schon im Embryonalleben des Menschen erfolgt. Die Verschiedenheit solcher Angaben läßt erkennen, daß es sich um ein verhältnismäßig wenig bearbeitetes Gebiet handelt, dem man vor allem dann mit Interesse begegnete, wenn es sich um Erkrankungen der Schleimbeutel handelte.

Da es sich hier nicht um eine anatomische, sondern um eine klinische Arbeit handelt, werden auch wir hervorzuheben haben, welche Schleimbeutel am häufigsten der Behandlung bedürfen. Da weitaus die häufigste Erkrankung der Schleimbeutel die „unspezifische Bursitis" ist, führen wir an, daß (s. Tab. 5, S. 41) entschieden am häufigsten (56,5%) die Bursen im Gebiete des Schultergelenkes betroffen sind, dann die der Kniegelenksgegend (22,3%), der Region Hüfte-Trochanter major (15,8%) und dann erst der Gegenden Ellbogen, Hand und Fuß (5,4%). Wenn diese Zahlen auch sicherlich zum Beispiel für die rheumatische Bursitis nicht zutreffen, die besonders häufig die Bursen in der Gegend des Olecranon befällt, oder die Bursitis der Ruhr, die häufig Bursitiden des Fußes verursacht, so kennzeichnen sie doch die „praktische Bedeutung" der einzelnen Schleimbeutelgruppen nach Zahl und Vorkommen.

Es wäre vielleicht nun am Platz, die einzelnen oder doch die wichtigsten dieser Bursen aufzuzählen und in ihrer topographischen Lage zu schildern; ich glaube aber, daß es zweckmäßigerweise bei der Darstellung ihrer Erkrankungsformen und zwar vor allem der „unspezifischen Bursitis" geschieht, weil es dabei fast regelmäßig zu Kalkeinlagerungen in diese Bursen kommt, die sie erst richtig kennzeichnen und kenntlich machen. Wir dürfen ja nicht vergessen, daß wir unsere

Kenntnisse über die Bursitis zumeist nicht der routinemäßigen Sektion, in den seltensten Fällen der Operation und in den weitaus häufigsten Fällen der Möglichkeit verdanken, durch Röntgenbilder über die Kalkeinlagerungen in gewissen Bursen und damit über diese selbst Klarheit zu erlangen.

Über die *Struktur* der Bursen ist trotz ihrem einfachen Aufbau recht Verschiedenartiges festgestellt worden. Von KÖLLIKER (1859) spricht von Beuteln, die von einer synovialen Membran ausgekleidet und von einer kolloidähnlichen Flüssigkeit gefüllt sind. CORREIL und RANVIER (1869) nannten die Bursen „seröse Höhlen", von einem Endothel ausgekleidet, das den Bindegewebszellen entspricht. DISSE nennt sie „Hohlräume", die durch Liquidation von Bindegewebe entstehen, ähnlich wie die Gelenke aus solchen soliden Gebilden hervorgehen. Nach KRAUSE (1876) fehlt eine innere Membran, die von der Umgebung isoliert werden könnte, der Schleimbeutel sei von „sich kreuzenden Bindegewebsfasern" begrenzt, die nicht von Endothel, sondern von polygonalen Bindegewebszellen ausgekleidet sind. RETTERER (1895) meint, daß sich die Bursen in einer der Bildung der Sehnenscheiden ähnlichen Weise entwickeln, wobei an Stelle des netzartigen embryonalen Gewebes später das Lumen tritt. HÄGGQVIST (1930) faßt im Handbuch der mikroskopischen Anatomie von v. MÖLLENDORFF zusammen: Die Bursen sind zuinnerst von abgeplatteten Bindegewebszellen bekleidet, die nicht so regelmäßig sind, wie Endothelzellen zu sein pflegen. Sie decken auch die Oberfläche nicht ganz, sondern es finden sich vielmehr zwischen ihnen „unregelmäßige kleine Interzellularräume, durch welche die Bursen mit den Safträumen des außerhalb liegenden Bindegewebes kommunizieren". Die oberflächlich gelegenen Bindegewebszellen gehen nach außen in die dort befindlichen Zellen über. Kollagene Fasern umgeben die Bursen in verschiedenen Richtungen und bilden ihre eigentliche Wand. Ihr Verlauf ist vom Spannungszustand des Schleimbeutels abhängig. Bindegewebe kann auch in Form von Falten und Fransen in die Lichtung der Bursen hineinragen, ähnlich wie das bei Gelenken der Fall sein kann.

Gegen den *Namen* „bursa mucosa" hat schon HYRTL, der nicht nur einer der größten Anatomen seiner Zeit, sondern ein namhafter Sprachforscher war, energisch protestiert. Diese Gebilde, so schreibt er, scheiden nicht Schleim „mucus" ab, sondern synoviale oder seröse Flüssigkeit. Und die Bezeichnung „bursa" sei den Römern nicht bekannt gewesen, sondern erst die „Latinobarbari" des frühen Mittelalters eigneten sich die „Bursa" als „Beutel" (zuerst „Bursa cordis" = Herzbeutel) an, das 16. Jahrhundert kenne die „Bursa cholerae citrinae" = Gallenblase und erst seit ALBINUS gebe es „Bursae mucosae" (Schleimbeutel).

Heute unterscheiden wir:

1. *konstante Bursen* (nach CALDWELL „certain bursae"), worunter die anlagemäßig bedingten „*Schleimbeutel*" im eigentlichen Sinn verstanden werden, und

2. *akzessorische Bursen* (nach CALDWELL „adventitious bursae") auch *Gleitbeutel* genannt. Sie sind nicht an die Nähe von Gelenken gebunden, sondern können während des postembryonalen Lebens überall entstehen, wo sich Weichteile (Muskeln, Sehnen) über Skeletteilen dauernd verschieben. Nach CALDWELL finden sich derartige Gleitbeutel auch unter nicht gerade pathologischen Umständen an bestimmten Stellen und zwar:

an der Tuberositas ossis ischii;
über der Schulter (bei Tornister tragenden Soldaten);
unter dem Schulterblatt;
über dem medialen Condylus tibiae (bei sogenannten „knockknees") und
über dem Hallux valgus.

Gleitbeutel können auch künstlich erzeugt werden und sind dann gewissermaßen der Ausdruck einer „funktionellen Anpassung". So trieben GELBKE und HERZOG Versuchstieren kleine Bolzen aus Elfenbein, Stahl und Neusilber so ein, daß sie starr mit einem Skelettanteil in Verbindung standen. Wo der reibende Bolzen Gleit- und Verschiebebewegungen hemmte, kam es regelmäßig zu kleinen Hohlräumen, die histologisch Gleitbeuteln entsprachen. Beim Menschen beobachtet man eine Neuentstehung von Gleitbeuteln z. B. über Exostosen, Kalluswülsten, bei Prothesendruck, oder auch bei KÜNTSCHNERschen Marknagelungen des Oberschenkels. Ferner können Berührungen eines oder der untersten Wirbelquerfortsätze mit dem Os ilei außer Periostreizungen auch „Bursitiden" hervorrufen (H. RETTIG), Entzündungen, die sich genau genommen in Gleitbeuteln abspielen, falls es sich um neugebildete „Beutel" handelt.

Schleimbeutel und Gleitbeutel unterscheiden sich eben im Grund genommen nur dadurch, daß Schleimbeutel angeboren sind, während Gleitbeutel durch besondere Umstände erworben werden können. Anatomisch, histologisch und funktionell besteht jedoch kein Unterschied zwischen beiden.

B) Die Sehnenscheiden

Sehnenscheiden können bestimmte Sehnen begleiten und zwar eine kürzere oder längere Strecke ihres Verlaufs. Damit soll vor allem an die bekannte Tatsache erinnert werden, daß keineswegs alle und sicher nicht die wichtigsten, weil größten Sehnen Sehnenscheiden besitzen. Trotzdem liest man gar nicht so selten in medizinischen Arbeiten z. B. von „der Sehnenscheide der Achillessehne", die bekanntlich gar nicht existiert, so daß es zwar eine Achillotendinitis, nicht aber eine Tendovaginitis an dieser Sehne geben kann.

Die Sehnenscheiden wurden nicht ohne Grund „um die Sehnen herumgelegte Schleimbeutel" genannt (BRAUS-ELZE). Das kanalartige Rohr, durch das die Sehne verläuft, ist an seiner Innenseite mit einer Synovialmembran ausgekleidet; die Sehne selbst ist an

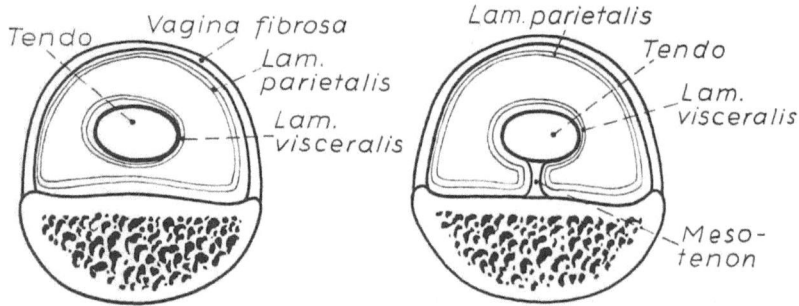

Abb. 1. Sehnenscheide mit „freier" Sehne

Abb. 2. Sehnenscheide mit einer durch ein Mesotenon befestigten Sehne

ihrer Oberfläche ebenfalls von einer Synovialhaut bedeckt. Demnach unterscheiden wir in der Sehnenscheide zwei Blätter – oder wenn man will, eine Duplikatur – eines synovialen Überzuges, genannt „Lamina parietalis" und „Lamina visceralis". Die Sehne kann nun entweder bis zum Ende der Sehnenscheide „frei" im Schenkelkanal verlaufen (s. Abb. 1), oder sie kann durch eine schmale, Gefäße und Nerven führende Synovialfalte – „Mesotenon" oder Gekröse genannt – an die Wand der Sehnenscheide fixiert sein (s. Abb. 2). Nach diesen beiden Typen sind die Sehnenscheiden gebaut. In vielen Fällen läuft die Sehnenscheide aber auch streckenweise – durch ein Mesotenon angeheftet – durch den Sehnenkanal.

Wo der Zug der Sehne im Bogen „umgeleitet" wird, liegen die zarten Sehnenscheiden in osteofibrösen Kanälen. Wo eine Sehne einem seitlichen Druck ausgesetzt ist, wird häufig ein sogenannter Sesamknorpel oder Sesamknochen gebildet. Durch die Einlagerung derartiger Sesamknochen (auch die Kniescheibe ist ein Sesamknochen) wird dem Muskel ein größeres Bewegungsmoment eingeräumt, da auf diese Weise der Abstand des Zugorganes von der Gelenkachse vergrößert wird (BRAUS-ELZE).

In der Pathologie haben wir es im wesentlichen mit folgenden Sehnenscheiden zu tun:

1. Die Sehnenscheiden der Hand

a) Die Sehnenscheiden der Fingerbeuger: (Abb. 3)

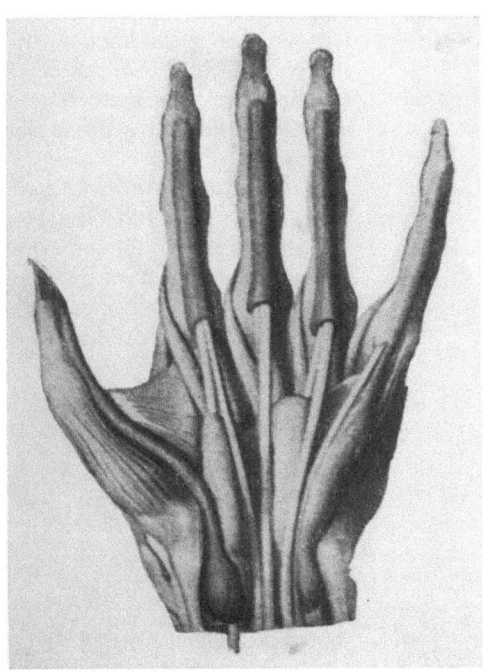

Abb. 3. Sehnenscheiden der Fingerbeuger

Die Sehnenscheide des M. flexor pollicis longus, die vom Muskelfleisch des flexors bis zur Nagelphalanx (Gesamtlänge 12–14 cm) reicht;
die Sehnenscheide für den M. carpi radialis;
die Sehnenscheide für den M. flexor sublimis und profundus digitorum II. bis V.
Dabei handelt es sich im proximalen Anteil, d. h. im Canalis carpi, um eine sackartige ulnare Sehnenscheide, die alle acht Beugesehnen (profundus und sublimis des 2. bis 5. Strahles) umfaßt und durch lockeres Verschiebegewebe und ein gemeinsames Mesotenon verbindet.

Wichtig und für die Ausdehnung pathologischer Vorgänge von Bedeutung ist es, daß nur am 5. Finger die Sehnenscheide vom carpalen (dem 2. bis 5. Strahl gemeinsamer) Abschnitt bis zur Endphalanx reicht, während beim 2. bis 4. Finger Sehnenscheiden der Finger vorhanden sind, die keinen Zusammenhang mit ihrem carpalen Anteil haben. Daher schreitet nach alten ärztlichen Erfahrungen ein Krankheitsprozeß, z. B. eine Sehnenscheideneiterung nur am Daumen und Kleinfinger, proximalwärts bis in die Gegend des Handgelenks fort, während er beim 2. bis 4. Finger durch den scheidenlosen Zwischenraum zwischen digitalen und carpalen Sehnenscheiden aufgehalten wird. Ausnahmen sind allerdings seltenere Varietäten.

b) Die Sehnenscheiden der Fingerstrecker: (Abb. 4)

Unter dem Ligamentum carpi dorsale befinden sich sechs Fächer für Sehnen bzw. ihre Sehnenscheiden. Es handelt sich – ganz anders als volar – um osteofibröse Kanäle, in deren jedem eine Sehnenscheide liegt, wobei allerdings die 2. und 3. Scheide an ihrer Überkreuzungsstelle häufig miteinander kommunizieren können. Die sechs Fächer enthalten: je eine *Sehnenscheide* für ein oder zwei Sehnen und zwar von radial bis ulnar der Reihe nach:

erstes Fach: *Abductor pollicis longus* und *Extensor pollicis brevis*, deren gemeinsame Sehnenscheide bekanntlich bei der Tendovaginitis stenosans De Quervain erkrankt ist;

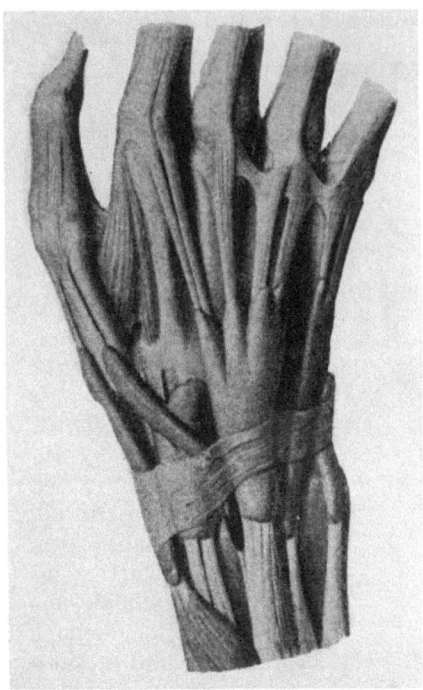

Abb. 4 Sehnenscheiden der Fingerstrecker

zweites Fach: *Extensor carpi radialis longus und brevis;*
drittes Fach: *Extensor pollicis longus;*
viertes Fach: *Extensor digitorum communis und Extensor indicis proprius;*
Extensor digiti V proprius;
Extensor carpi ulnaris.

Die Sehnenscheiden des ersten, vor allem aber des zweiten Faches können für die einzelnen Sehnen getrennt voneinander vorhanden sein. Die Sehnen des vierten Faches haben dagegen immer eine gemeinsame Sehnenscheide.

2. Die Sehnenscheiden des Fußes (Abb. 5)

a) Wir unterscheiden *dorsal* drei vom Ligamentum cruciatum cruris überquerte Etagen mit folgendem Inhalt:

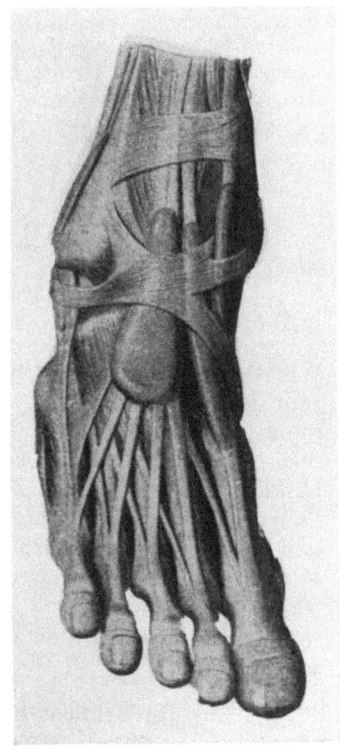

Abb. 5. Sehnenscheiden des Fußrückens

Die Sehnenscheide des M. tibialis anterior, am weitesten tibial am Fußrücken gelegen, die oberhalb des Ligamentum cruciatum beginnt und schon über dem Talonavikulargelenk endet;

die Sehnenscheide des M. extensor hallucis longus;

eine Sehnenscheide, in der sich die Sehne des *M. extensor digitorum longus* und des *M. peronaeus tertius* befindet.

b) Die *fibularen* Sehnenscheiden: Beide *Mm. peronaei* haben eine gemeinsame 9–10 cm lange Sehnenscheide, die sich über dem processus trochlearis des Fersenbeines in zwei Rohre teilt. Von hier führt

die Sehnenscheide des *M. peronaeus brevis* zur Tuberositas ossis metastarsi V.;

die Sehnenscheide des *M. peronaeus longus*, ist länger und begleitet ihre Sehne bis zu einer Rinne des Os cuboideum.

Durch ein gemeinsames Mesotenon werden beide Sehnen vom äußeren Knöchel bis zum Processus trochlearis des Fersenbeins versorgt.

c) Eine *plantare* Sehnenscheide ermöglicht und schützt das Gleiten der Sehne des *M. peronaeus longus* zwischen dem Ligamentum plantare longum und der Fußwurzel. Ein breites Mesotenon heftet die Sehne an die Fußwurzel. Die Sehnenscheide reicht vom plantaren Höcker des Kuboids bis zum Sehnenansatz am ersten Keilbein.

d) Drei *tibiale* Sehnenscheiden bzw. ihre Sehnen werden durch derbe Retinacula (Bänder) festgehalten. Die so fixierten drei crurotarsalen Sehnenscheiden umgeben die Sehnen folgender Muskeln:

M. tibialis posterior, dessen Sehnenscheide 9 cm lang ist und weit über den äußeren Knöchel herausragt, um dann distal bis zur Tuberositas des Os naviculare zu reichen;

M. flexor digitorum longus: auch die Sehnenscheide seiner Sehne reicht von einem Anteil des Unterschenkels an – 8 cm lang – bis an die Außenseite des Sustentaculum tali;

M. flexor hallucis longus: seine Sehnenscheide ist besonders lang (10 cm) und weit und erstreckt sich von der Höhe des distalen Tibiaendes durch die Rinne des Sustentaculum tali bis zur Überkreuzungsstelle der Sehne mit dem M. flexor digitorum longus.

Bei allen tibialen Sehnenscheiden fehlt übrigens ein Mesotenon;

e) *fünf phalangeale Sehnenscheiden*, welche vom distalen Interphalangealgelenk jeweils bis über das Mittelfußköpfchen hinausreichen ohne aber – im Gegensatz zu den Sehnenscheiden der Finger – mit den proximalen, also hier crurotarsalen Scheidensäcken zu kommunizieren.

Wir sehen also, daß fast alle Sehnenscheiden in den distalen Anteilen der Extremitäten gelegen sind. Von der praktisch sehr wichtigen *Vagina mucosa intertubercularis* im gleichnamigen Sulcus des Oberarmes wird noch die Rede sein. Doch handelt es sich dabei um eine röhrenartige Fortsetzung der Gelenkhöhle des Humeroskapulargelenks längs der Bicepssehne, nicht aber um eine Sehnenscheide oder einen Schleimbeutel im eigentlichen Sinn.

Auch die „Rectusscheide", *Vagina m. recti*, ist nicht mit den angeführten Sehnenscheiden zu vergleichen, schon deshalb nicht, weil es sich nicht um eine Sehnen-, sondern um eine Muskelscheide handelt.

C) Die Flüssigkeit des Gleitsystems

Sowohl die Schleimbeutel als auch die Sehnenscheiden enthalten eine gewisse, unter normalen Umständen sehr mäßige Menge von Flüssigkeit. Maßgebend zur Beurteilung dieser Flüssigkeit ist die *Flüssigkeitsmenge* und die *chemisch-bakteriologische Zusammensetzung* der Flüssigkeit.

Über die Flüssigkeitsmenge bzw. eine Flüssigkeitsvermehrung orientiert uns oft schon der Aspekt. Wir sehen und palpieren dann eine oft fluktuierende Vorwölbung, etwa bei Schleimbeutelerkrankungen über der Schulterwölbung, über dem Olecranon, über dem Trochanter maior oder – vor allem deutlich erkennbar – über oder in der Nachbarschaft der Patella und im Bereich der Kniekehle. Wenn es sich um Flüssigkeitsvermehrung in Sehnenscheiden handelt, dann beobachten wir ebenfalls mehr oder weniger stark fluktuierende Schwellungen im Bereich der beschriebenen Sehnenscheiden der Hände oder Füße, wobei schon hier auf den diagnostisch bedeutsamen und unverkennbaren Unterschied zwischen Schwellungen der Gelenke und der Flüssigkeitsvermehrung der Sehnenscheiden hingewiesen sei. Während nämlich eine arthritische Schwellung oder eine arthrotische Verplumpung immer nur die Gelenke betrifft, ist zum Beispiel für eine Tendovaginitis serosa eine Anschwellung der Sehnenscheiden typisch und kann, also z. B. an den Fingern in den Anteilen *zwischen* den Gelenken liegen. Bei Gelenkserkrankungen sieht man ein Hervorragen z. B. der Metakarpophalangeal-, der Fingermittel- und Fingerendgelenke, während für die Sehnenscheidenentzündung das umgekehrte Bild (nämlich eine Schwellung der Spatien zwischen diesen Gelenken) charakteristisch ist. Daß bestimmte Anteile des Gleitapparates als sogenannte „Hygrome" pathologisch hypertrophieren können, sei hier nur kurz erwähnt.

Die Punktion z. B. einer Bursitis poplitea kann unter Umständen auch ziemlich große Flüssigkeitsmengen ergeben, auch Sehnenscheidensäcke können je nach Lage, Ausdehnung und Erkrankungsart vermehrte oder auch verminderte Flüssigkeit enthalten. So kann es schon rein mechanisch zu einer erheblichen Behinderung der Beweglichkeit in den zugehörigen Gelenken kommen. Aber auch das Gegenteil, die

Austrocknung einer Bursa oder einer Sehnenscheide (z. B. bei einer Bursitis calcarea oder einer Tendovaginitis stenosans), kann sich verhängnisvoll auswirken, indem sie eben die Gleitfähigkeit herabsetzt oder aufhebt.

II. Die Erkrankungen der Schleimbeutel

Zur Geschichte der Schleimbeutelerkrankungen

Nachdem schon C. M. KOCH im Jahre 1795 eine „Untersuchung des natürlichen Baues und der Krankheiten der Schleimbeutel" veröffentlicht hatte und 1799 A. MONROS „Abbildungen und Beschreibungen der Schleimsäcke des menschlichen Körpers" von ROSENMÜLLER herausgegeben worden waren, beschrieb der in Heidelberg wirkende Chirurg MAXIMILIAN J. CHELIUS 1829 in seinem „Handbuch der Chirurgie" die „Wassersucht der Schleimbeutel" (Hydrops bursarum mucosarum) in zum Teil noch heute treffender Weise. Diese „Wassersucht" bildet „Geschwülste, welche fluktuierend, eigenthümlich elastisch, gewöhnlich nicht, manchmal sehr schmerzhaft sind"; sie entstehen „am häufigsten an dem Schenkel-, Knie-, Fuß-, Hand-, Ellenbogen- und Schultergelenke". CHELIUS kennt auch schon die verschiedensten Ursachen solcher Schleimbeutelschwellungen und nennt als solche äußere Gewalttätigkeiten, Druck, Erkältung oder ein „rheumatisches, gichtisches, skrophulöses Leiden". Dabei komme es immer zu einem „Entzündungszustand der inneren Haut der Schleimbeutel, ... welche mit den Synovialhäuten in physiologischer und pathologischer Hinsicht übereinstimmt". Die Flüssigkeit sei „dünn, manchmal konsistenter, gallertartig, und enthält oft eine Menge knorpelartiger Konkremente" (vermutlich Kalkeinlagerungen oder Reiskörperchen!) und gehe besonders „an der vorderen Fläche der Kniescheibe" gelegentlich in eine Eiterung über. Der Chirurg, der begreiflicherweise vor allem die äußerlich sichtbaren Bursitiden kennt, fügt dieser Schilderung noch hinzu: „Die Schleimscheiden der Sehnen stimmen mit den Schleimbeutel überein, und die in ihnen sich entwickelnden Geschwülste ... (Überbeine, Ganglia) müssen, größtenteils wenigstens, mit der Wassersucht der Schleimbeutel zusammengestellt werden." Schon vor 132 Jahren unterschied man also ganz ähnlich wie heute das „Hygrom", d. i. eine Anschwellung des Schleimbeutels, die man als „Wasserbalggeschwulst" ansah, von einem „Ganglion" oder „Überbein", d. i. einer in der Sehnenscheide entwickelten „Geschwulst".

1872 beschrieb DUPLAY eine Schultererkrankung, der er den noch heute gebräuchlichen, wenn auch einigermaßen unklaren Namen „Periarthritis humeroscapularis" gab. Es handelt sich um eine Schulterversteifung, richtiger um eine Bewegungshemmung im Bereich des Humeroskapulargelenks, die DUPLAY auf eine traumatisch bedingte „Verödung" der Bursa subdeltoidea und subacromialis zurückführte. Eine histologische Untersuchung lag allerdings nicht vor. Von da an wurde zumindest in den nächsten Jahrzehnten die „Duplaysche Erkrankung" mit der Verödung dieser Schleimbeutel identifiziert.

BERGMANN und STIEDA stellten 1908 einwandfrei bei drei operierten Fällen Kalkeinlagerungen in den Bursen fest. HAENISCH bestätigte 1910 diese „Bursitis calcarea"; auch andere Autoren (USLAND, HÖGLER, FALTA, HELFORS) beschrieben Schleimbeutelentzündungen mit Kalkeinlagerungen. Andererseits wies WREDE (1922) nach, daß röntgenologisch festgestellte Kalkherde auch der Supraspinatussehne und nicht der Bursa angehören können. CODMAN und AKERSON beschrieben, wie erstaunlich häufig (angeblich bei 39% der älteren Leute!) der Abriß der Supraspinatussehne ist oder sein soll. Kurz es entstanden drei Gruppen von Autoren, die in mehr oder weniger fanatischer Weise für eine der drei Ansichten eintraten, daß die Ursache der schmerzhaften Schulterversteifung 1. immer eine Bursitis calcarea sei, 2. ausschließlich auf einer Peritendinitis calcarea beruhe oder 3. auf beides (Schleimbeutel- und Sehnenverkalkung) zurückzuführen sein könne. Dieser Streit nahm gewissermaßen seinen Höhepunkt an, als 1936 SCHAER in Zürich in einer umfassenden und durchaus um Objektivität bemühten Arbeit den Nachweis erbrachte, daß es Fälle gibt, bei denen es von der pathologisch veränderten, d. h. verkalkten Sehne aus zu einem Einbruch der Kalkmassen in den Schleimbeutel kommt. Diese interessante und wertvolle Beobachtung ist nun zweifellos richtig; es ist aber ebenso unbestreitbar, daß eine Bursitis calcarea auch primär entstehen kann, d. h. nicht von einer Sehnenverkalkung fortgeleitet sein muß. Es gibt auch genügend Fälle, bei denen beide Teile, also Schleimbeutel und Sehne, erkrankt und offenbar primär von Verkalkung betroffen sind, so daß der alte Streit um „Bursa" oder „Sehne" heute als überholt und „historisch" gelten kann.

Nomenklatur

Die Nomenklatur der Schleimbeutelerkrankungen erscheint einigermaßen rückständig und verwirrend. Jedenfalls bedarf sie einer Besprechung und zum Teil einer klärenden Ergänzung, um unseren heutigen Kenntnissen zu entsprechen. Wenn ich mir auch der Unliebsamkeit, sprachliche Neubildungen einzuführen bewußt bin, so läßt sich doch die Einteilung eines Krankheitsgebietes ohne Anwendung einer gewissen Sprachlogik nicht treffen. Es genügt, wenn wir uns in diesem Zusammenhang an die nicht so weit zurückliegende Zeit erinnern, in der auf dem benachbarten Gebiet der Gelenkskrankheiten der Kumulativname „Arthritis deformans" jede Einteilung verwirrte, weil er noch nicht die „Arthritis" von der „Arthrosis" unterschied, wie es heute selbstverständlich ist. Daß die „Rheumatologie" auch sonst an sprachlichen Ungenauigkeiten aller Art leidet, die über das Formale hinaus die sachliche Klarheit bedrohen, ist viel zu bekannt, als daß ich es hier erläutern müßte. Aber vielleicht lohnt sich der Versuch, auf unserem verhältnismäßig begrenztem Gebiet der Erkrankungen des Gleitsystems einige sprachliche Ordnung anzustreben. Zu diesem Zweck seien die im folgenden für die Erkrankungen der Schleimbeutel gebrauchten Ausdrücke kurz alphabetisch angeführt.
Bursitis: Entzündung des Schleimbeutels

— *calcarea:* Schleimbeutelentzündung mit Kalkeinlagerung
— *dysenterica:* Schleimbeutelentzündung bei Ruhr
— *gonorrhoica:* Schleimbeutelentzündung bei Gonorrhoe
— *gripposa:* Schleimbeutelentzündung (Schl.e.) bei Grippe
— *luica:* Schl.e. bei Lues
— *melitensis:* Schl.e. bei Maltafieber
— *nicht spezifische:* Schl.e. ohne definierten Erreger
— *purulenta:* eitrige Schl.e.
— *rheumatica:* Schl.e. bei „echtem" Rheumatismus
— *tuberculosa:* Schl.e. bei Tuberkulose. Sie kommt vor als a) tuberkulöser rezidivierender Hydrops, b) als tuberkulöses Hygrom (s. Hygrom), c) als tuberkulöse Hygromatosis (Polybursitis), d) als eitrige (purulente) Bursitis tuberculosa

Bursolith: Schleimbeutelstein

Bursopathie (-a): Schleimbeutelerkrankung, Schleimbeutelleiden
— *allergica:* rein allergische Schleimbeutelerkrankung (Schl.erkr.)
— *calcinotica:* Schl.erkr. bei Calcinosis (Kalkgicht)
— *traumatica:* durch äußere oder innere Verletzungen (exotraumatisch oder endotraumatisch) entstandene Schl.erkr.
— *urica:* Schl.erkr. bei Harnsäuregicht.

Bursosis: degenerative Schleimbeutelerkrankung, eventuell Haemorrhagie in einem Schleimbeutel mit nachfolgender Verkalkung der Bursa.

Hygrom: erkrankter Schleimbeutel, der in einen erweiterten, teilweise flüssigkeitsgefüllten, derben Sack übergegangen ist. Die Bezeichnung wird vor allem für die chronische Form der tuberkulösen Bursitis gebraucht, dann aber auch für gewisse unspezifische Entzündungen an Stellen besonderer Abnützung (z. B. über der Kniescheibe).

Nodositas juxtaarticularis: vor allem bei Lues und bei Frambösie vorkommende Knotenbildung, die in der Gegend des Olecranon auch Bursen mit einbegreifen kann.

„*Painful shoulder*": im anglo-amerikanischem Schrifttum gebräuchlicher Ausdruck für (wodurch immer bedingte) schmerzhafte Schulterversteifungen; in ähnlicher Weise wird der Terminus „frozen shoulder" angewendet.

„*Periarthritis humeroscapularis*": darunter werden eine Reihe verschiedener, die Umgebung des Humeroskapulargelenkes betreffende Leiden gemeint, deren Gemeinsamkeit darin besteht, daß sie zu schmerzbedingten Bewegungseinschränkungen in diesem Gelenk führen. Von einer Krankheit P.h.sc. zu sprechen, ist daher streng genommen unzulässig. Dies um so mehr, als von verschiedenen Autoren ganz verschiedene Erkrankungen für das Symptom der

Schultersteife und Schultersperre angeführt werden. Dabei werden auch andere Gelenke miteinbezogen (z. B. bei der Arthrosis acromioclavicularis).
Polybursitis: Entzündung mehrerer bzw. vieler Schleimbeutel.
Reiskörperchen (Corpora oryzoidea): kleine fibrinöse Gebilde, die in manchen entzündeten Schleimbeuteln vorhanden sind und eine Grundlage zur Verkalkung bilden können (POHL).
Schulter-Handsyndrom: gekennzeichnet durch Schmerz, Druckempfindlichkeit und Bewegungshemmung im Schultergelenk und Schwellung der Hand mit Zeichen trophischer Störungen (Hautatrophie, Hypertrichosis usw.).

Einteilung der Schleimbeutelerkrankungen

In den letzten Jahrzehnten wurden die Kenntnisse über die Erkrankungen der Schleimbeutel auch in ätiologischer Hinsicht vielfach erweitert. Es besteht daher heute kein Grund mehr, vor einer Einteilung der Schleimbeutelerkrankungen zurückzuschrecken. Es ist allerdings klar, daß einige Punkte dieser Einteilung gewissermaßen einen Platz eher reservieren als belegen. Krankheitseinteilungen werden im allgemeinen nach klinischen Gesichtspunkten auf pathologisch-anatomischer Grundlage getroffen. Bekanntlich hat sich jedoch die Klinik meist nur am Rande mit den Schleimbeutelleiden beschäftigt und auch die bioptischen und autopischen Untersuchungen sind weder sehr umfangreich noch hinlänglich ausgewertet, so daß unsere Kenntnisse anatomisch, histologisch und chemisch eigentlich noch ziemlich dürftig genannt werden müssen.

Die Schleimbeutelerkrankungen (Bursopathien) lassen sich in folgende Gruppen einteilen:
A. *Die Schleimbeutelentzündung (Bursitis).* Sie kann sein
1. *unspezifisch:* die „nicht spezifische" *Bursitis,* eine durch nicht bekannte Erreger, durch mechanische oder thermische Einwirkungen entstandene Entzündung;
2. *spezifisch:* eine durch einen bekannten Erreger oder durch besondere Gewebsveränderungen charakterisierte *spezifische Bursitis.*
a) die rheumatische Bursitis,
b) die tuberkulöse Bursitis,
c) die Bursitis gonorrhoica,
d) die Bursitis luica,
e) die Bursitis dysenterica,
f) die Bursitis bei Grippe,
g) andere spezifische Bursitiden,
h) die Polybursitis.
B. *Die rein-allergische Bursopathie oder Bursitis*
C. *Die Bursopathie bei Stoffwechselerkrankungen*
a) Die Schleimbeutelerkrankung bei Harnsäuregicht (Bursopathia urica),

b) bei Calcinosis (Bursopathia calcinotica),
c) bei Cholesteringicht.
D. *Die Bursosis* (die degenerative Erkrankung des Schleimbeutels), die sich als Verwachsung der Bursenwand oder als Verkalkung ihres Inhaltes äußern kann.
E. *Die traumatische Bursopathie*, die auf äußere oder innere Verletzungen zurückgehen kann und, falls sie in eine Entzündung übergeht, eine nicht spezifische Bursitis verursacht.
F. *Neubildungen der Schleimbeutel*, gutartige (Myxome, Chondrome, Papillome usw.), oder bösartige (Sarkome, Endotheliome usw.).

A) Die Schleimbeutelentzündung (Bursitis)

Die Schleimbeutelentzündung ist die weitaus häufigste, die gewissermaßen typische Antwort der Bursa auf Irritationen der verschiedensten Art. Mindestens 90% der uns heute bekannt werdenden Bursopathien sind Bursitiden oder sie sind zumindest mit Schleimbeutelentzündungen verbunden. Daß daneben die degenerativen Bursopathien vor allem des höheren Alters zahlenmäßig eine sehr große Rolle spielen, ist zwar mit großer Wahrscheinlichkeit anzunehmen, wurde aber bisher nicht bewiesen. Daher ist die Bursitis vorderhand das bekannteste und praktisch wichtigste Leiden dieses Gebietes.

Ob es sich nun um eine spezifische, d. h. dem Erreger nach bekannte oder der Pathologie des Gewebes nach typische Bursitis handelt, oder ob uns die Unkenntnis der Ätiologie zwingt, von einer „nicht spezifischen" Bursitis zu sprechen, gemeinsam sind ihnen jedenfalls die bei der akuten und subkutanen Form klassischen Symptome der Entzündung: Schwellung, Temperaturerhöhung, Schmerz und gestörte Funktion, während das Entzündungsymptom der „Rötung" meist wegen der Lage, bzw. Überschichtung der Bursa nicht festzustellen ist. Bei der chronischen Form der Bursitis treten die Symptome Temperaturerhöhung und Schwellung meist in den Hintergrund, während die „Funktionsstörungen" und „Schmerzfolgen" die Szene beherrschen und das Krankheitsgeschehen bestimmen. Auch das gilt sowohl für die unspezifische Bursitis wie für die spezifischen Bursitiden.

Ein besonderes Kennzeichen und diagnostisches Merkmal der unspezifischen Bursitis ist aber zweifellos ihre Verkalkungsneigung. Wir werden uns mit dieser Tendenz noch gründlich zu befassen haben und vor allem auch mit der auffallenden Tatsache, daß die Verkalkungen besonders häufig im Bereich der Schultern und der Trochanteren zu beobachten sind.

Hier sei auch noch erwähnt, daß gewisse Autoren (so C. W. BUCKLEY schon 1937) unter die als „Fibrositis" zusammengefaßten Gruppen des nicht artikulären Rheumatismus unter anderem eine „Fibrositis der Schleimbeutel, insbesondere im Bereich der Schulter-, Ellbogen- und Kniegelenke" als „Bursitis" aufzählt. Auch eine „Fibrositis" der Sehnen und Faszien (Tendovaginitis bzw. Tendovaginosis, Tendoperiostitis bzw. Tendoperiostosis)" wird als besondere Lokalisation der Fibrositis (Punkt 4) hervorgehoben. Es läßt sich natürlich nichts dagegen einwenden, daß diese Erkrankungen unter den Begriff „Fibrositis" gerechnet werden, denn es handelt sich ja um Bindegewebsentzündungen. Ich glaube aber nicht, wie *Miehlke, Schulze* und *Eger*, daß diese *Buckley*sche Einteilung „die klarste" ist, die „sowohl die Gewebsstruktur, als auch die Lokalisation berücksichtigt." Der Begriff „Fibrositis" ist so allgemein, daß sich wohl histologisch einiges, klinisch aber sehr wenig damit anfangen läßt; dies um so mehr, als auch Begriffe wie „Periarthritis", „Muskelrheumatismus" und nicht zuletzt „psychogener Rheumatismus" als „generalisierte Fibrositis" zusammengefaßt werden.

1. Die „unspezifische" Schleimbeutelentzündung
(Bursitis non specifica)

Sie ist eine Schleimbeutelentzündung seröser Art, die nicht in Eiterung übergeht, die aber eine ausgesprochene Verkalkungsneigung vor allem im Bereich der Schulter, der Hüftgelenke und der Achillessehne besitzt. Auch in den zahlreichen, oft von unspezifischen Entzündungen betroffenen Schleimbeuteln in der Umgebung der Kniegelenke kommen Kalkeinlagerungen vor, ebenso in den viel seltener „unspezifisch" entzündeten Bursen der Ellbogen-, Handwurzel-, Finger- und Fußregion, aber die Zahl der „kalzifizierenden" Bursitiden ist hier offenkundig wesentlich seltener. Hingegen haben wir oft genug – vor allem bei Bursen der Kniegelenksgegend – Ursache, Entzündungen „unspezifisch" zu nennen, weil wir uns über ihre Erreger oder ihre sonstige Entzündungsentstehung nicht im klaren sind.

Die Diagnose „unspezifische Bursitis" ist daher – zumindest heute noch – eine Verlegenheitsdiagnose, weil wir über ihren oder ihre Erreger vorderhand nichts aussagen können und, weil wir oft nicht mit Sicherheit sagen können, ob es ein und dieselbe Erkrankung ist, die wir in den verschiedenen Lokalisationen beschreiben.

Ein weiterer „Schönheitsfehler" bei der „unspezifischen Bursitis" liegt darin, daß wir oft durchaus nicht sagen können, ob hier eine Entzündung des Schleimbeutels die Kalkbildung bewirkt oder ob eine Kalkeinlagerung erst eine entzündliche Irritation der Bursa erzeugt. Es ist eben oft schwer oder gar nicht zu sagen, was hier zuerst kommt, die Entzündung oder die Verkalkung, eine Frage, die für die Beurteilung der Bursitisentstehung natürlich oft sehr wichtig wäre.

Damit sind die problematischen Seiten der „unspezifischen Bursitis" einigermaßen vorweggenommen und wir können mit um so größerem Nachdruck ihre praktische Bedeutung betonen. Zur Frage ihrer Häufigkeit sei noch erwähnt, daß R. BÖHMIG in 30 Fällen Schleimbeutelgewebe histologisch untersucht hat, wobei er bei 21 Gewebsuntersuchungen eine „unspezifische" Bursitis und 9 mal eine typische rheumatische Entzündung feststellte.

Auslösende Faktoren sind zweifellos oft mechanische oder thermische Reize, so etwa Prellung, Stoß, Druck, Schlag, „Sich-verreißen" usw. oder andrerseits Zugluft, Kälte, Nässe, oder auch mechanische und thermische Einwirkungen gemeinsam z. B. Prellung bei Zugluft, mechanische Reize in feuchter Kälte wie etwa Auto- oder Motorradfahren bei ungünstiger Witterung und ähnliches. Auslösend sind aber auch sogenannte banale Erkältungskrankheiten, ob sie nun als „Katarrh der oberen Luftwege", als „Grippe", als fieberhafte Pharyngitis oder Bronchitis in Erscheinung treten. Gewöhnlich im Anschluß an solche Infekte oder Irritationen kann eine Entzündung eines oder mehrerer Schleimbeutel auftreten, wenn es sich auch um ein verhältnismäßig selteneres Ereignis handelt. Manchmal hat man den Eindruck, daß es durch passagere Infekte nur zu einem Rezidiv eines schon früher vorhandenen latenten Prozesses in einer vorgeschädigten Bursa kommt, die dann z. B. während einer „Grippe" wieder entzündlich aufklingt. Jedenfalls setzt das auch eine bestimmte Disposition des Betroffenen voraus. Der Effekt ist, wodurch immer er hervorgerufen wird, der einer serösen Entzündung, die wir „unspezifische Bursitis" nennen.

a) Symptomatik der „unspezifischen Bursitis"

Allgemeine Symptome. Sie sind eigentlich nur bei der akuten Form und bei ihr in den ersten Tagen sehr ausgeprägt, ja gelegentlich wahrhaft dramatisch und bezüglich ihrer Schmerzen überwältigend. Die akute Bursitis, wie wir sie vor allem bei der Schulter-, seltener, aber ähnlich stürmisch bei der Trochanterbursitis sehen, kann innerhalb ganz kurzer Zeit, meist während weniger Stunden, zu einem so heftigen Schmerzanfall führen, daß man ihn am ehesten mit einem akuten Gichtanfall vergleichen möchte. Das läßt daran denken, daß der Ausfall oder auch das Eindringen einer mechanisch so festen Substanz, wie es eben Kalksalze sind, diese Schmerzen verursacht. Allerdings habe ich auch, wenn auch seltener, ähnliche unverkennbare Bursitisschmerzanfälle mit röntgenologisch negativem Ergebnis beobachtet. Gleichzeitig mit dem Schmerzanfall kommt es meist zu ausgesprochenen Störungen des Allgemeinbefindens, wie wir sie von vielen akuten entzündlichen Prozessen her kennen. Die Körpertemperatur kann ansteigen, wobei Fieberanstiege bis 38 Grad oder sogar noch höher nicht ungewöhnlich sind. Daneben gibt es freilich Fälle, die auch anfangs ganz afebril verlaufen. Fast immer empfindet der Patient ein deutliches Krankheitsgefühl. Der erste Schmerzanfall tritt anscheinend häufig nachts auf. Dabei fällt dem Betroffenen meist sofort die außerordentliche Bewegungshemmung z. B. des Schultergelenkes auf. Die Abduktion (normal 90 Grad) ist dabei oft nur bis 20 Grad möglich, die Anteflexion (normal 180 Grad) bis vielleicht 30 Grad und die Retroflexion (normal 70–80 Grad) oft nur 20–30 Grad, die Rotation ist meist gänzlich aufgehoben, kurz es besteht eine extreme schmerzbedingte Bewegungshemmung im Humeroskapulargelenk, die manchen Patienten (natürlich zu Unrecht) „wie eine Lähmung" vorkommt.

Wo der Patient in diesem Stadium laboratoriumsmäßig untersucht werden kann, da zeigt sich fast immer eine deutliche, wenn auch nicht hohe Senkungssteigerung, eine (nicht immer vorhandene) Leukocytose und mäßige Linksverschiebung des weißen Blutbildes, eine gelegentliche Verkürzung des Weltmannschen Koagulationsbandes und ähnliche Zeichen eines akuten entzündlichen Geschehens. Mehrmals ließ ich den K/Ca-Quotienten in diesem Stadium bestimmen und zwar mit dem Ergebnis, daß sich normale Werte fanden. Auch die Blutzuckerwerte waren normal, die Blutcholesterinwerte im akuten Anfall gegenüber dem sonstigen Wert etwas abgesunken. Kurz es ergaben sich die Zeichen einer akuten, nicht allzu eingreifenden Entzündung von nicht spezifischer Art.

Der *Röntgenbefund* war schon in diesem akuten Stadium häufig, aber nicht immer, insofern positiv, als sich eine Kalkschattenbildung z. B. in der Gegend der Bursa subdeltoidea oder subacromialis oder auch innerhalb einer der Bursen in der Trochantergegend fand, ein Befund, der immer für den Patienten sehr eindrucksvoll und für den Arzt ein Nachweis für die Richtigkeit seiner Diagnose ist. Auf S. 43 wird über einen derartigen Fall im akuten Stadium seiner Bursitis mit einer vermutlich ganz frischen Kalkeinlagerung berichtet, der die unter richtiger Therapie (Novokain-Infiltration und Butazolidin) in wenigen Tagen zurückging. Auch die sonstigen akut-entzündlichen Erscheinungen verschwinden in diesem günstigen und gleich anfangs richtig behandelten Fällen sehr rasch.

Vor allem kommt es darauf an, daß von Anfang an *Fehler vermieden* werden, die leider auch heute noch sehr häufig vom Arzt und vom Kranken gleicherweise gemacht werden und vor denen nachdrücklich gewarnt werden muß:

Gegen die heftigen Schmerzen im Bereich der erkrankten Bursa ist jede Anwendung von *Wärme dringend verboten*, weil sie die Schmerzen erfahrungsgemäß nur verstärkt und auch die Bursitis objektiv verschlechtert. Das gleiche gilt für die Anwendung *sämtlicher* physiko- und hydrotherapeutischer Maßnahmen, nicht aber für Röntgen- und Radiumtherapie.

In medikamentöser Hinsicht sind andererseits analgetische Maßnahmen zu begrüßen, vor allem wirkt eine Novokaininfiltration (im akuten Stadium oft nur mit 10–20 ccm einer 1%igen Lösung in physiologischer NaCl-Lösung) und, wo keine Gegenindikation besteht, gleichzeitig intraglutaeal eine Injektion von 1–2 Ampullen Butazolidin meistens hervorragend und befreiend. Ich habe aber auch einzelne akute Schmerzattacken erlebt, bei denen ich neben der therapeutisch unentbehrlichen Novokaininfiltration Heptadon (10 mg s. c.) oder sogar 1 Ampulle Pantopon geben mußte. Doch gehören solche Fälle zu den Ausnahmen.

Cortison-Präparate sind bei Bursitiden natürlich auch im akuten Stadium vielfach angewendet worden; meiner Erfahrung nach allerdings mit verhältnismäßig geringem Erfolg oder doch mit einem Ergebnis, das sich mit den sonstigen Cortisonwirkungen gar nicht vergleichen läßt, was auch theoretisch nicht ohne Interesse ist. Im akuten Stadium wird also die Therapie der Wahl neben analgetischen Maßnahmen die Novokaininfiltration, eventuell auch die Röntgenbestrahlung oder allenfalls eine Radiumbestrahlung sein, während alle anderen physikalischen und hydrotherapeutischen Maßnahmen zu vermeiden sind. Insbesondere ist vor Anwendung von Wärmetherapie aller Art abzusehen.

Örtliche Symptome. Zu den allgemeinen Zeichen der akuten Entzündung (Krankheitsgefühl, Abgeschlagenheit, eventuell Temperaturerhöhung) treten von Anfang an auch örtliche Symptome hinzu, die wir genau kennen müssen, weil sie uns die richtige Diagnose auch vor oder ohne ein positives Röntgenbild möglich machen und uns die richtige Therapie sofort einleiten lassen. Diese örtlichen Symptome hängen in ihrer Intensität auch davon ab, ob es sich um ein akutes, subakutes oder chronisches Stadium der „unspezifischen Bursitis" handelt. In Tab. 1 wird das Ausmaß dieser Symptome in den einzelnen Verlaufsstadien zusammengefaßt. Diese örtlichen Symptome und ihre Bedeutung soll im folgenden kurz besprochen werden:

Schwellung

Bei der Schwellung jeder Schleimbeutelentzündung müssen wir bedenken, daß eigentlich zweierlei vorliegt, die Schwellung d. h. Flüssigkeitsvermehrung der Bursa selbst und ein kollaterales Ödem der Umgebung. Wie groß der Anteil dieser beiden Komponenten an der jeweiligen Schwellung ist, wird freilich oft schwer zu sagen sein. Die Schwellung ist im akuten und subakuten Stadium einer Bursitis zu beobachten und dann vor allem dort, wo dünne Weichteilschichten über der Bursa liegen, also vor allem bei den sogenannten „Bursae subcutaneae". So ist zum Beispiel eine Bursa subcutanea olecrani und es sind auch die vielfachen Bursen der Kniegelenksgegend schon an ihrer Schwellung leicht zu beobachten. Besonders die Schwellung der Bursa subcutanea vor der Patella und über der Tuberositas tibiae ist ohne weiteres erkennbar. Aber auch die Bursitiden in der Kniekehle verursachen Schwellungen, die wir beobachten und bei der vergleichsweise durchgeführten Messung der Knieumfänge (z. B. in der Höhe der Patellamitte) zahlenmäßig festhalten können.

Etwas schwieriger ist es, die im akuten Stadium fast immer, meist aber auch noch im subakuten Stadium vorhandene Schwellung einer Bursitis der Schultergegend zu erkennen. Bursa subdeltoidea und subacromialis bilden meist einen einheitlichen Schleimbeutel, der dann bis etwa 3 cm unter das Acromion reicht und ziemlich geräumig ist; seltener kommt es aber auch vor, daß die beiden Schleimbeutel getrennt voneinander sind. In beiden Fällen sehen wir bei der akuten Entzündung eine unverkennbare, wenn auch nicht besonders prominente Schwellung über dem medialen Abschnitt der Schulter und allenfalls auch über der Gegend des Sulcus intertubercularis, ineinander übergehend und palpatorisch als *eine* Schwellung imponierend.

Tabelle 1

Örtliche Symptome der „unspezifischen" Bursitis	Verlaufsformen		
	akut	subakut	chronisch
Schwellung	+ +	+ +	+
Rötung und Temperaturanstieg	+	±	—
„Hypaesthetische Hautinsel"	+ +	+	+
Schmerz (Intensität)	+ + +	+ +	±
Schmerz (Lokalisation)	meist lokal	lokal und regionär	oft regionär, neural, segmental, generalisiert
Hypertonus	+ +	+ +	+
Kontraktur	—	±	+ +
Muskelatrophie	—	—	+ +
Knochenatrophie	—	—	+

Über entzündeten Bursen der Gegend des Hüftgelenks und des Trochanter major läßt sich im allgemeinen kaum eine deutliche Schwellung erkennen, weil die darüberliegenden Gewebsschichten zu fest oder straff sind. Ich habe auch hier bei sicher akuten Bursitiden nur selten eine richtige Fluktuation beobachten können. Auch aus diesem Grund wird die akute Bursitis trochanterica vermutlich so oft nicht erkannt oder mißdeutet.

Bei den von mir beobachteten Fällen einer Bursitis m. flexoris carpi ulnaris konnte ich keine Schwellung des Schleimbeutels über dem Erbsenbein feststellen. Hingegen geht die Bursitis subcutanea digitorum dorsalis mit einer deutlichen Vorwölbung einher, die zwar zum Teil auf der Kalkeinlagerung, zum Teil aber sicher auf einer Flüssigkeitsvermehrung in der Bursa und ihrer Umgebung beruht.

Bei den Entzündungen in den Bursen der Achillessehne kommt es kaum jemals zu einer deutlichen Anschwellung der Umgebung. Hingegen können wir bei der Bursitis sinus tarsi, der Bursitis subtendinea anterior und intermetatarso-phalangea, also Entzündungen der Schleimbeutel der Sprunggelenk-Mittelfuß- und Zehengegend gewöhnlich kleinere fluktuierende Schwellungen beobachten.

Viel zu wenig sind wir bisher über die Entzündungen und damit auch über etwa vorhandene Schwellungen der Bursen des Beckens, des Kreuz- und Steißbeins orientiert.

Im allgemeinen können wir die Schwellung eines Schleimbeutels bzw. seiner Umgebung als ein Zeichen seiner Entzündung ansehen. Auf das Stadium und die Dauer einer Bursitis werden wir jedoch aus anderen Symptomen zu schließen haben.

Rötung und Temperaturanstieg

Auch hierfür ist das Verlaufsstadium und natürlich auch die Lage des Schleimbeutels maßgebend. Die Rötung einer frischen Entzündung können wir vor allem bei oberflächlich gelegenen Bursen beobachten, so z. B. bei der subkutanen Bursa olecrani und vor allem bei den Schleimbeuteln, die mit der Kniescheibe im Zusammenhang stehen. Es sind das fünf Schleimbeutel, von denen einer (Bursa suprapatellaris) oberhalb, einer (Bursa infrapatellaris) unterhalb und drei Bursen (praepatellaris subcutanea, subfascialis und subtendinea) vor der Kniescheibe gelegen sind. Die beiden ersten der praepatellaren Bursen, die miteinander kommunizieren können, erkranken verhältnismäßig oft entzündlich, besonders bei Menschen, die kniend arbeiten, z. B. Scheuerfrauen, Bedienerinnen usw., oder auch z. B. bei Personen geistlichen Standes infolge des häufigen Kniens. Wir sehen namentlich zu Beginn der Bursitis neben einer Schwellung eine mehr oder weniger intensive Rötung der Haut über der Bursa. Gleichzeitig kommt es über der gereizten Bursa zu einer Temperaturerhöhung, die sich mit dem Hautthermometer messen läßt und gegenüber der gesunden Gegenseite ein bis mehrere Grade betragen kann. Daß es gerade die Bursitis praepatellaris ist, die häufig eitrig wird oder auch von vornherein purulent verläuft, ist bekannt, doch handelt es sich dann eben nicht um „unspezifische" Bursitiden, sondern im allgemeinen um Kokken-Bursitiden (siehe S. 83).

„Rötung" und „Temperaturanstieg" können wir in geringerem Maße auch bei den sonstigen unspezifischen Schleimbeutelentzündungen sehen, so – allerdings nur gelegentlich – bei der akuten Bursitis subdeltoidea oder subacromialis. Eine richtige Rötung der Haut gehört aber hier eher zu den Seltenheiten, ebenso bei einer Bursitis der Trochanterregion. Hingegen ist die Hauttemperatur dabei öfters um etwa 1–3 Grad gegenüber der Gegenseite erhöht.

Hypaesthesie der Haut über der entzündeten Bursa
(„Hypaestetische Hautinsel")

Als ein konstantes, diagnostisch ungemein gut verwendbares Symptom hat sich mir das Vorhandensein einer hypaesthetischen Zone über der entzündeten Bursa erwiesen. Diese meines Wissens bisher nicht beschriebenen „hypaesthetischen Hautinseln", wie man sie nennen könnte, entsprechen in ihrer Form etwa der Projektion der entzündeten Bursa auf die Haut. Sie sind daher nicht als hypaesthetische Zone einer die Bursitis begleitenden Neuritis aufzufassen, da ihr Ausdehnungsbereich nicht dem Verlauf bestimmter Nerven entspricht, sondern sie gleichen gewissermaßen Head'schen Zonen der erkrankten Schleimbeutel selbst. Dabei ist der Ausdruck „Head'sche Zone" nur vergleichsweise als ein auf die Haut „übertragener" Reiz gemeint, während zwei Kennzeichen der Head'schen Zonen, die viszerokutane Beziehung und der Charakter der hyperalgetischen *Hyperaesthesie* — bei den hypaesthetischen Zonen über den entzündeten Bursen eben fehlen. Jedenfalls scheint es mir aber richtig zu sein, von einem „übertragenen" Sensibilitätsphänomen zu sprechen, wenn von den über entzündeten Bursen befindlichen „hypaesthetischen Inseln" die Rede ist; denn es handelt sich nicht um die „Ausstrahlung" eines Schmerzes entlang bestimmter Nerven, sondern um die Projektion eines entzündeten Organs – der erkrankten Bursa – auf ein darüber befindliches Hautareal. Dieses Hautareal, das entsprechend der Form und der Größe der Bursa, eine bestimmte charakteristische Ausdehnung einnimmt, ist für die Bursitis meist so charakteristisch, daß wir es diagnostisch gut verwerten können. Allerdings muß betont werden, daß das Symptom der hypaesthetischen Zonen nicht nur über entzündeten Bursen vorkommt, sondern – allerdings nicht so konstant wie bei der Bursitis – auch bei Tendoperiostalgien, so z. B. bei der Epicondalgie, bei der Periostalgie des medialen Condylus tibiae und anderen.

Einige „hypaesthetische Hautinseln" sind für eine darunterliegende Bursitis so charakteristisch, daß sie näher beschrieben werden müssen.

Bei der Bursitis subdeltoidea bzw. subacromialis finden wir regelmäßig eine hypaesthetische Zone etwa in einem Ausmaß, wie sie der darunterliegenden Bursa entspricht.

Über einer „unspezifischen" Bursitis bicipito-radialis sah ich bei zwei Fällen charakteristische Hypaesthesien.

Auch die Bursitis m. flexoris carpi ulnaris über dem Erbsenbein macht eine ganz charakteristische kleine „hypaesthetische Hautinsel" und ebenso die seltenen Bursitiden der Finger über den erkrankten Bursen.

Immer bei Bursitis vorhanden, aber fast immer schwer zu differenzieren sind die oft ziemlich ausgedehnten Hypaesthesien über der Region des Trochanter major, so z. B. bei Entzündung der sehr geräumigen Bursa m. glutaei maximi, der Bursa glutaei medii oder minimi, m. obturatoris interni oder m. piriformis, um nur die am häufigsten betroffenen zu nennen. Die offenbar recht seltene, von mir nur einmal beobachtete Bursitis ileopectinea verursachte eine deutliche Hypaesthesie über den Adduktoren des Oberschenkels. Über eine Sensibilitätsstörung der übrigen medial gelegenen Bursitiden fehlen Beobachtungen.

Auch die Hypaesthesien der zahlreichen Bursitiden der Kniegelenksgegend sind nicht leicht deutbar. Auch schien mir, daß diese Bursitiden häufiger als etwa die Schulter- oder Trochanterbursitiden ohne Hypaesthesie einhergehen. Am häufigsten konnte ich Hypaesthesien über den Bursitiden der Kniekehle beobachten, so z. B. über einer Bursitis m. poplitei, m. semimembranosi und m. gastrocnemii medialis sowie auch über den Bursen der lateralen Kniegelenksregion.

Eine deutliche Hypaesthesie finden wir offenbar häufig über der Bursitis tendinis Achillis. Wo ich sie beobachtete, befand sie sich zu beiden Seiten dicht oberhalb des Achillessehnenansatzes. Auch über den Bursitiden des Mittelfußes und der Zehen können hypaesthetische Zonen beobachtet werden.

Über Sensibilitätsstörungen bei den Bursitiden der Hals- und Kehlkopfregion wissen wir so gut wie nichts, doch wären Beobachtungen in dieser Hinsicht sicher wertvoll.

Schmerzen

Während der Schmerz selbst in der akuten und subakuten Phase einer „unspezifischen" Schleimbeutelentzündung zweifellos fast immer das führende und auffälligste Symptom ist, sind es in der chronischen Verlaufsphase offenbar die „Schmerzfolgen", die uns zu schaffen machen.

Der Schmerz der akuten Phase kann, wie schon gesagt, plötzlich auftreten und dann etwa von der Intensität eines Gichtanfalles sein. Er kann aber auch erst im Laufe des ersten Tages – oder auffallend oft der ersten Nacht – zu voller Form auflaufen. Was die Ursache des akuten Initialschmerzes ist, läßt sich schon deshalb oft nicht ohne weiteres sagen, weil es nicht immer möglich ist, in diesem Stadium eine die Situation klärende Röntgenaufnahme machen zu lassen. Wo es möglich ist, sehen wir aber oft schon bei Beginn der akuten Schmerzen im Röntgenbild eine mehr oder weniger ausgedehnte Kalkeinlagerung in der Bursa und es bestehen dann offenbar drei Möglichkeiten von Ursachen für den akuten und intensiven Schmerz:

die Bildung eines neuen Konkrementes in der Bursa und der dadurch bedingte Druckschmerz;

der endotraumatische Einbruch eines Konkrementes von außerhalb in die dann mit Schmerz, Druck und Entzündung reagierende Bursa, wobei als Ausgangsort des Geschehens vor allem an Sehnenverkalkungen (SCHAER) oder an Insertionsverkalkungen und „Sporne" zu denken ist;

die Bildung einer akuten Bursitis mit oder ohne Zusammenhang mit einem Konkrement in der Bursa.

Akute unspezifische Bursitiden mit heftigen Schmerzen treten weitaus am häufigsten in der Schulterregion und zwar in der Bursa subdeltoidea, bzw. subacromialis und seltener, aber nicht weniger dramatisch, in der Trochantergegend auf. In beiden Lokalisationen wird die Bursitis auffallend oft verkannt und falsch behandelt. Dabei ist bei Kenntnis der Symptome die akute Bursitis – mit oder ohne Röntgenbild – meist leicht zu diagnostizieren. Was den Schmerz betrifft, so handelt es sich meist von Anfang an um eine tiefere Hyperalgesie bei oberflächlicher Hypaesthesie. Fast ist man geneigt, dabei teleologischerweise anzunehmen, daß die Unterempfindlichkeit der äußeren Haut den Erkrankten davor schützt, daß zu den heftigen Schmerzen der Bursa auch noch eine Irritation der darüber befindlichen Haut kommt, wohingegen die Hypaesthesie der über der entzündeten Bursa befindlichen Haut gewissermaßen eine „segensreiche", weil schmerzlindernde Einrichtung genannt werden kann.

Erst wenn sich bei längerem Andauern der Bursitis der Schmerz ausbreitet, wird sich mit ihm die Hyperalgesie in verschiedener Weise ausdehnen und verbreitern. Diese Wege müssen wir genau kennen, weil sie uns zugleich wichtige diagnostische Hinweise geben. Wir unterscheiden:

die *regionäre* Schmerzausbreitung, die durch einfache Verbreiterung des örtlichen Schmerzareals erfolgt;

die *neurale* Irradiation, bei welcher der Schmerz in bestimmte, mit der sensiblen Versorgung der Bursa im Zusammenhang stehende Nerven ausgedehnt wird;

die *segmentale* Schmerzausbreitung, bei welcher das Segment, dem die entzündete Bursa angehört, ergriffen wird;

die seltene *kontralaterale* Schmerzausbreitung, die wir uns eigentlich nur auf dem Weg über das entsprechende Wirbelsegment, also, wie ich es oft und seit langem bezeichnet habe, „spondylogen" oder,

wie GUTZEIT es nennt, ,,vertebragen" vorstellen können; und schließlich
die *gleichseitige generalisierte* Irradiation des Schmerzes.

Oder – um es im Beispiel zu zeigen: Ein akuter, anfangs nur auf die Bursa und ihre nächste Umgebung beschränkter Schmerz, beispielsweise einer Bursitis subdeltoidea, kann mit der Zeit (regionär) die ganze Schulterregion, dann (neural) das Versorgungsgebiet der Nn. radialis und axillaris, allenfalls (segmental) das Gebiet der Segmente C 5 und C 6, selten die Schulterregion der Gegenseite (kontralateral) oder (generalisiert) etwa das ganze gleichseitige Körperviertel umfassen. Im Schrifttum wird dann gelegentlich von einem ,,Körperviertel-Schmerz" gesprochen, ein Ausdruck, der nicht mehr sagt, als daß sich ein – allenfalls durch eine Bursitis oder auch durch andere Ursachen entstandener – Schmerz in einem betimmten Abschnitt ,,generalisiert" ausgebreitet hat.

Über die *Intensität* des Schmerzes bei Bursitis kann gesagt werden, daß sie, allgemein gesprochen, im akuten und subakuten Stadium offenkundig stärker und heftiger zu sein pflegt als bei der chronischen Verlaufsform. Andererseits hängt die Stärke der Schmerzempfindung wie immer vom Grad der persönlichen Schmerzempfindlichkeit ab. Wie verschieden das Ausmaß der Schmerzempfindung sein kann, wie es bei jedem Menschen, aber auch bei verschiedenen Situationen ein und desselben Menschen wechseln kann, wie es bei vegetativen Störungen (vor allem bei Hyperthyreosen) gesteigert sein kann, darüber wissen wir heute gut Bescheid und beziehen es auf die Senkung der Schmerzempfindungsschwelle oder – anders ausgedrückt – auf ein gesteigertes Schmerzempfindungsvermögen (FENZ). Ich habe mich seinerzeit (1952) bemüht, diese vegetativen Schmerzbedingungen auch elektrodermatographisch zu erfassen und habe dabei die besondere Schmerzempfindlichkeit der Hyperthyreotiker nachweisen können. Auch bestimmte psychische Situationen (Angst, Unsicherheit, Depressionen, Mutlosigkeit usw.) waren schmerzauslösend und – verstärkend (,,der Schreck fährt einem in die Glieder"). Aber ohne Zweifel sind es auch rein organische Situationen, die ,,den Schmerz oder besser gesagt, die Schmerzempfindlichkeit" verstärken können, so vor allem die Hyperthyreose oder (nach BIRKMAYER und WINKLER) die sympathikotone Hypertonie, aber auch febrile oder subfebrile Erkrankungen (Grippe, Herdinfektionen usw.). Auch wirkt die kurze prämenstruelle Phase und andererseits die jahrelange Phase nach der Menopause fast immer ausgesprochen schmerzempfindungssteigernd; ebenso gewisse durch Witterungseinwirkungen bedingte vegetative Störungen, so bei manchen Menschen Föhn, bei anderen Kälte, Nässe usw.

Verhängnisvoller als der Schmerz einer ,,unspezifischen" Bursitis, der sich ja ärztlicherseits meist rasch beseitigen oder unterbrechen läßt, sind jedoch die *Schmerzfolgen*, über die wir genau informiert sein müssen, weil sie im Grunde die Hauptgefahr vor allem der chronischen Verlaufsform sind.

Hypertonus

Der *Hypertonus* oder *Hartspann* der Muskulatur über der entzündeten Bursa tritt meist schon zu Beginn der Erkrankung und zwar äußerst schmerzhaft und dramatisch auf. Dabei kommt es oft zu sehr hochgradigen Einschränkungen der Beweglichkeit, die wir mit dem BÖHLERschen Gelenkswinkelmesser bestimmen. In der folgenden Tabelle (s. Tab. 2) ist das Ausmaß der normalerweise in den Gelenken möglichen Beweglichkeit verzeichnet und zwar in den Gelenken, bei denen es durch Entzündungen der zugeordneten Schleimbeutel zu Bewegungseinschränkungen kommen kann.

Tabelle 2

Gelenk	Normales Bewegungsausmaß in Graden		
Schultergelenk (Humeroskapulargelenk)	Abduktion 90	Anteflektion 180	Retroduktion 80
Ellbogengelenk	Beugung 40	Streckung 180	
Handgelenk	Volarflexion 80	Dorsalflexion 70	
Hüftgelenk	Abduktion 40	Anteflexion bei gestrecktem Knie 80	Anteflexion bei gebeugtem Knie 120
Kniegelenk	Beugung 30	Streckung 180	
Sprunggelenk	50		

Hemmung und Sperrung der Gelenksbewegungen durch Entzündungen der dem Gelenk zugeordneten Schleimbeutel zeigen, welche Bedeutung den Bursen im Bewegungsablauf zukommt. Das sehen wir nirgends so auffällig, wie bei der häufigsten „unspezifischen" Schleimbeutelentzündung, der Bursitis subdeltoidea. Aber auch den Besserungs- bzw. Heilungsverlauf können wir hier besser als bei anderen Bursitiden im Verlaufe einer Behandlung, wie wir sie heute mit lokalen Novokain-Infiltrationen und intraglutaealen Butazolidininjektionen, als Methode der Wahl bei der „unspezifischen" Bursitis anwenden, geradezu ablesen, indem wir die Wiedererlangung der Bewegungsfähigkeit beobachten.

Im allgemeinen gilt die Regel: *Die schmerzhaft entzündete Bursa hemmt die Bewegung, die sie bei normaler Funktion gleitbar macht.* Nicht eine Entzündung des Gelenks ist also hier die Ursache der Bewegungshemmung des Gelenkes, sondern ein wesentlicher Anteil des Gleitapparates, der Schleimbeutel, wird hier durch seine Erkrankung, die Bursitis, zum Hemmungsfaktor der Gelenksbeweglichkeit. Gleichzeitig mit der Besserung oder Heilung der Bursitis kommt es dann auch zum Rückgang des schmerzbedingten Hartspannes und der durch ihn verursachten Bewegungshemmung. Der akute Hypertonus, dessen Sinn es offenbar ist, die durch die entzündete Bursa äußerst schmerzhaft gewordenen Bewegungen zu hemmen oder doch möglichst einzuschränken, verursacht allerdings seinerseits wieder Schmerzen und trägt so zum Teil zu der verhängnisvollen fördernden Wechselwirkung von Schmerz und Schmerzfolgen bei, die ich schon 1940 in meinem Buch „Über die Behandlung rheumatischer Erkrankungen durch Anaesthesie" als „Schmerzspirale" beschrieben habe.

Das meiste dort über das Anwachsen und die „Selbsterhaltung" des Schmerzes Gesagte gilt in jeder Hinsicht auch für den Schmerz der Bursitis. Die Entzündung – hier des Schleimbeutels – verursacht Schmerzen, welche ihrerseits die Entzündung wieder verstärken. Der durch die Bursitis hervorgerufene Schmerz bewirkt, wie wir gerade gehört haben, einen Hartspann (Hypertonus) der Muskulatur, der nun erst recht wieder Schmerzen verursacht und dadurch den Hartspann wieder verstärkt. Der Schmerz bewirkt ferner eine Gefäßverengung, die ihrerseits erst recht wieder durch hypoxaemische Vorgänge den Schmerz und seine Folgen verstärkt. Ja, es kommt auch auf psychischem Gebiet zu etwas, was ich als „Schmerz über den Schmerz"

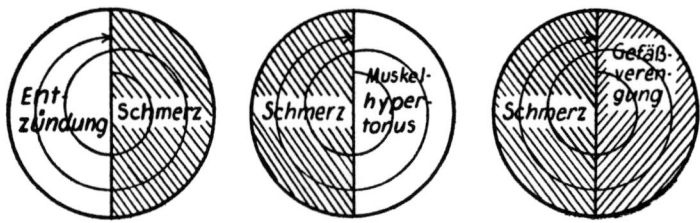

Abb. 6. Schmerzspiralen

bezeichnet habe, und trägt ebenfalls dazu bei, daß der Schmerz sich gleichsam „selbst erhält" oder – richtiger gesagt – an sich und seinen „Schmerzfolgen" anwächst. Von der großen Bedeutung dieser vielfach ineinander verflochtenen Schmerzspiralen wird noch wiederholt die Rede sein. Die folgende Abbildung (Abb. 6) zeigt das Schema der Schmerzspirale und ihrer therapeutischen Blockade.

Kontraktur

Aus dem nicht gelösten Hartspann (Hypertonus) kann sich vor allem dann, wenn seine Ursache, die Entzündung des Schleimbeutels anhält, ein chronischer Fixationszustand entwickeln, den wir als Kontraktur bezeichnen. Schon HUETER wies (1876) auf die primäre Bedeutung der Muskulatur beim Auftreten der Fixationskontraktur hin. Nach PAYR geht die Kontraktur mit einer Verkürzung und Elastizitätseinbuße der Muskelfasern einher und der damit verbundene Muskelschwund, die Kapsel- und Bänderschrumpfung können allmählich zum „Starretod" des Gelenkes führen, dessen Endzustand die Gelenksankylose ist oder bei der Bursitis ausnahmsweise sein kann. Denn eine Gelenksankylose, die durch eine begleitende Bursitis ausgelöst wird, gehört auch unter den ungünstigsten Bedingungen zu den Seltenheiten. Übrigens unterbleibt bemerkenswerterweise nach FRÖHLICH und H. H. MEYER die bei Katzen im Gipsverband bewirkte Kontraktur nach Durchschneidung des Plexus brachialis, woraus sich schließen läßt, daß für die Entstehung der tonischen Dauerverkürzung des passiv fixierten Muskels die sensiblen Erregungen in der Peripherie maßgebend sind. Bei intakter Sensibilität erhalten die hiefür maßgebenden zentralen Stellen offenbar Nachricht über die durch den Gipsverband aufgezwungene Fixationsstellung und rufen als Abwehrmaßnahme einen reflektorischen Muskelhypertonus hervor. Da es jedoch im Falle der Durchschneidung der sensiblen Nervenfasern gelingt, diese verhängnisvolle Abwehrreaktion zu verhindern, dürfen wir wohl annehmen, daß auch die Anaesthesie in ähnlicher Weise den reflektorischen Hypertonus beseitigt, indem sie die Wirkung der sensiblen Reize hintanhält. Auf dem Zutreffen dieser Annahme beruht offenbar ein Teil der prompten Novokainwirkung, wenn der Erfolg der Blockade der einander fördernden Faktoren Schmerz und reflektorischer Hartspann sicher auch nur einen Teil der Anaesthesiewirkung darstellt.

Es sei noch ergänzend hinzugefügt, daß TSCHMARCKE, ein Schüler PAYRS, im Tierversuch nachwies, daß jede schmerzhafte Maßnahme (Scheuerwunden, Druckschäden, Ätherinjektionen) die Entstehung von Fixationskontrakturen beschleunigt und intensiviert. Umgekehrt verhindert die Schmerz- und Reizausschaltung durch Novokain und Ähnliches die Kontrakturbildung, eine Tatsache, die für die Hintanhaltung und Behandlung der wichtigsten und gefährlichsten Folge der Bursitis – nämlich der Gelenksversteifung – von allergrößter Bedeutung ist.

Muskelatrophie

Jede Gelenksversteifung bedeutet soviel wie Inaktivität und wir wissen heute, daß jede Inaktivität in den von der Gelenksbewegung ausgeschalteten Organen allmählich zu einer typischen Folgeerscheinung führt, zur Atrophie. Wir wissen auch, daß diese Inaktivitätsatrophie vor allem die Muskulatur, dann aber allmählich auch die knöchernen Anteile des betroffenen Gelenkes erfassen kann, d. h. es kann zur „Muskelatrophie" und allenfalls auch zur Osteoatrophie des dem erkrankten Schleimbeutel benachbarten Gelenkes kommen.

Wir beobachten dies vor allem bei Erkrankungen der Schulterbursen und können beim chronischen Verlauf z. B. einer Bursitis subdeltoidea oft allmählich auftretende, manchmal aber auch recht rasch entstehende hypotropische oder atrophische Veränderungen vor allem der Muskeln beobachten. Wir nehmen heute an, daß es zwei Faktoren sind, die für die Entstehung einer Muskelatrophie maßgebend sind:

Bei jeder *Inaktivität hypotrophiert* begreiflicherweise die Muskulatur, ähnlich wie jede Mehrbeanspruchung zu einer Hypertrophie der Muskeln führt. So wie sportlich trainierte Muskeln hypertrophieren, so verfallen unbewegte, z. B. versteifte, weil bewegungsgehemmte Muskeln früher oder später einer Inaktivitätsatrophie.

Dazu kommt aber noch ein zweiter Faktor, der auch bei der schmerzhaften Bursitis eine wichtige, ja entscheidende Bedeutung spielen dürfte und über die Inaktivitätsatrophie offenbar hinausreicht. A. W. MEYER hat 1922 darauf hingewiesen, daß dieser zweite atrophierende Faktor offenbar der *anhaltende Hypertonus* ist, der durch einen Stoffwechselmehrverbrauch des Muskels zur Muskelatrophie führt. Diese zunächst paradox erscheinende Theorie stützt sich auf zwei Beobachtungen: darauf, daß leicht gedehnt eingegipste Muskeln hypertrophieren; ungedehnt eingegipste hingegen allmählich atrophieren; und daß nach Durchschneidung der hinteren Wurzeln keine oder eine nur ganz geringe Atrophie der entsprechenden Extremitätsmuskulatur auftritt. Wo also Reizzustände (wie etwa Entzündungen, Traumen, Frakturen, Luxationen usw.) einen reflektorischen Hartspann hervorrufen, dort kommt es bei ruhig stellender Inaktivität sekundär zur Muskelatrophie. Der durch den andauernden Hypertonus verursachte Stoffwechselmehrverbrauch hat eben einen vermehrten Muskelabbau zur Folge, der sich übrigens auch chemisch nachweisen läßt (SULGER hat dabei eine Vermehrung des Muskelkreatins nachgewiesen). Wo andererseits Bewegungsimpulse wie etwa die leichte Dehnung einer eingegipsten Extremität die ruhiggestellten Muskeln hyperaemisieren, da kommt es auch nicht zur negativen Bilanz und es unterbleibt die Atrophie der Muskulatur.

Die *Gefahr einer atrophierenden Gelenksversteifung* ist demnach abhängig: von dem Ausmaß (Intensität, Wirkungsdauer) der Irritationsfaktoren (Schmerz, Entzündung usw.), welche den Hypertonus hervorrufen und erhalten und vom Vorhandensein oder Fehlen von Bewegungsimpulsen oder sonstiger Momente, welche die Muskeln hyperaemisieren.

Da wir hier nur oder vor allem die durch eine nahegelegene Bursitis verursachte Versteifungsgefahr eines Gelenkes zu berücksichtigen haben, müssen wir die „versteifenden" Momente der Bursitis natürlich genau kennen: Zunächst ist es der Schmerz, der Entzündungsgrad, die schmerzbedingte Ruhigstellung, die das benachbarte Gelenk einschränken, ausschalten und allenfalls zur Atrophie bringen. Oft – und das muß mit Nachdruck betont werden — ist es aber auch die vom Arzt fälschlich verordnete Stillegung, die hier geradezu die Atrophie, wenn nicht gar die dauernde Gelenksversteifung bewirkt oder doch fördert. Es ist klar, daß alle therapeutischen Maßnahmen bei der Bursitis der Versteifungsgefahr im benachbarten Gelenk entgegenzuwirken haben. Die Therapie wird daher sein müssen: anaesthesierend, hyperaemisierend, hypotonisierend und mobilisierend oder – anders ausgedrückt – schmerzstillend, durchblutungsfördernd, entspannend und beweglich machend.

Knochenatrophie

Da es genaugenommen keine schmerzhafte Erkrankung im Bereich der Schulter gibt, die bei chronischem Verlauf nicht zu dem von STEINBROCKER, SPITZER und FRIEDMAN (1948) beschriebenen „Schulter-Handsyndrom" führen könnte, muß bei den schwerwiegenden Folgen der Schulterbursitis auch von dieser „reflektorischen Dystrophie" der oberen Extremität die Rede sein. Das Syndrom ist charakterisiert durch Schmerz, Druckempfindlichkeit und Bewegungseinschränkung im Schultergelenk, durch die Schwellung der Hand, die mit einer Verdünnung, Glätte und Atrophie der Haut und des subkutanen Bindegewebes sowie einer deutlichen Hypertrichosis der Fingerrücken an den proximalen Enden der Phalangen einhergeht. Durch die Störung der autonomen Innervation der oberen Extremität entsteht dann auch eine gesteigerte Reizbarkeit der Schmerzrezeptoren, „die ihrerseits wieder im Sinne eines ‚Circulus vitiosus' eine Steigerung der Ausfallserscheinungen am vegetativen Nervensystem provozieren" (zit. nach dem Ref. von KAHLEIS). Die verschiedenen Eingriffe wie etwa periarterielle Sympathektomie, Ramiektomie, Ganglienentfernung oder konservative Sympathikusblockaden wirken vor allem „durch die Unterbrechung dieses Circulus vitiosus" und können rechtzeitig angewandt noch zur Ausheilung führen.

Nach K. KALBAK wird das „rheumatische Schulter-Arm Syndrom" durch drei Gruppen von Ursachen bewirkt, als deren erste er degenerative Bindegewebsleiden, Discopathien, Halsrippen, das Scalenussyndrom und ähnliches anführt; als zweite Gruppe faßt er lokal-degenerative bzw. entzündliche Bindegewebsveränderungen in der Schulterregion zusammen, darunter die *Bursitis subdeltoidea*, auf die es uns hier ankommt, die Degeneration der Supraspinatus-Sehne, die Arthrosis acromioclavicularis, die Degeneration der langen Sehne des Caput longum des Biceps und die „Sehnenscheidenentzündung" im Bereich des Sulcus intertubercularis. Die dritte Hauptgruppe würde schließlich umgreifen, was als „Periarthritis humeroscapularis" zusammengefaßt wird.

Aus diesen Hinweisen, die aus der Literatur und aus eigenem beliebig vermehrt werden könnten, geht als wichtigste Tatsache hervor, daß die nicht oder nicht erfolgreich behandelte Bursitis – übrigens welcher Lokalisation immer – über den schmerzbedingten Hypertonus zur Muskelatrophie und zu trophischen Störungen im Sinne eines Schulter-Hand-Syndromes führen kann. Die länger dauernde Inaktivität eines durch eine derartige schmerzhafte Bursitis ruhiggestellten Gelenkes kann dann die typischen Kennzeichen der Osteoatrophie zeigen. Sie ist ihrem Aussehen nach offenbar schwer von einer sogenannten SUDECKschen Atrophie oder von einer Knochenatrophie nach einer Gelenksprellung zu unterscheiden. Sie kann ein größeres Areal umfassen oder auch – seltener – aus einzelfleckigen Atrophien bestehen und dann dem Bild einer chronischen Arthritis gleichen.

Das Maß der Durchblutung eines Organes hängt unter anderem von seiner funktionellen Beanspruchung ab, ähnlich wie seine Beanspruchbarkeit vom Grad der Durchblutung abhängig ist. Das – aus welchen Gründen immer – ruhiggestellte Gelenk erhält entsprechend seiner herabgesetzten Aufgabe eine nur reduzierte Blutzuteilung, wodurch es zu einer Verarmung an Knochenaufbaustoffen kommt. Die Folge davon ist eine negative Bilanz der Skelettbaustoffe (Kalzium, Phosphor). Die Knochenatrophie ist also hier die Folgeerscheinung der Ruhigstellung und muß naturgemäß unterschieden werden von der durch andere Ursachen bedingten primären Osteoatrophie oder Osteoporose.

Verkalkung

Ein Charakteristikum der unspezifischen Bursitis ist zweifellos die *Kalkeinlagerung* im Schleimbeutel. Sie ist zugleich ein Hauptproblem dieser Erkrankung. Ungeklärt ist zunächst einmal häufig die Frage, was denn nun eigentlich das Primäre ist, die Entzündung der Bursa oder die Kalkeinlagerung. Oder – anders gefragt: bewirkt hier die Bursitis eine Kalkeinlagerung oder ruft die Kalkeinlagerung eine Entzündung des Schleimbeutels hervor? Sicher ist, daß es sowohl Bursitiden *ohne* Kalkeinlagerung gibt als auch Kalkeinlagerungen ohne Bursitis. Aber das Häufigere scheint doch das Zusammentreffen von

Kalkeinlagerung und Schleimbeutelentzündung zu sein. Wir müssen demnach mit dem Vorkommen dieser drei Möglichkeiten rechnen, wobei die Ursache nicht immer zu klären sein wird. Die nachstehende Liste zeigt einigermaßen das Verhalten bei den verschiedenen Schleimbeutelerkrankungen:

Bursopathie	Kalk in der Bursa
Unspezifische Bursitis	oft, aber nicht immer und nicht in allen Lokalisationen
Spezifische Bursitis	nein
Rein-allergische Bursopathie	nein
Bursopathia urica	nein
Bursopathia calcinotica	immer
Degenerative Bursopathie	manchmal
Traumatische Bursopathie	
Prellung	oft
Blutung	oft
Einbruch der Kalkeinlagerung einer benachbarten Sehne	immer
Neubildungen	nein

Verkalkungen in der Bursa wurden seinerzeit beschrieben von USLAND, FALTA, HELFORS u. a.; Verkalkungen nur in der Sehne beschrieben HITZROT, CANNETT und CASE, BRINKMANN, PAYR, DUBOIS; andere Autoren wiesen Verkalkungen in Bursa u n d Sehne nach: H. MEYER, POLICETTI, COOPERMAN, BRIKNER, SEIFERT u. a. Das Sektionsmaterial von SCHAER umfaßt 28 Leichen, von denen 12 einen pathologischen Befund in der Supraspiatussehne (4 Fälle beiderseitig, 8 Fälle einseitig) aufwiesen. Prädilektionsstellen waren entweder die Umbiegestelle der Sehnenfibrillen in die endgültige Muskelschichte oder der umittelbare Ansatz der Sehnenfibrillen am Knochen. Dabei kommen alle Stadien von fibrinoider Verquellung der Fibrillen bis zur Nekrose vor: Zuerst staubförmige Kalkniederschläge bis zu strukturlosen scholligen Kalkmassen zwischen auseinandergedrängten Fibrillenbündeln.

Die progressiven und regressiven Veränderungen am Sehnenansatz entsprechen (nach UEHLINGER) den Veränderungen am Knorpel bei Arthrosis deformans. Aber auch in der Bursa selbst wurden seit langem Kalkeinlagerungen nachgewiesen. So von BERGMANN und STIEDA (1908) bei 3 operierten Fällen in der Bursa subdeltoidea und subacromialis, ein Befund, der 1910 von HAENISCH bestätigt wurde. 1932 beschrieb E. HERBST eine Bursitis praepatellaris calcarea, ferner HALLER eine Bursitis calcarea in der Kniekehle und BERRY eine Bursitis calcarea über dem Trochanter major und an der Achillessehne. 2 Fälle von kalzifizierender Bursitis infrapatellaris subcutanea wurden 1941 von CAMPIGLIO beschrieben. Schließlich fand SCHAER selbst eine Bursitis calcarea intermetacarpea, wie ich sie 1955 in meinem Buch wieder beschrieben habe. Kurz auch SCHAER, der eigentlich die zweifellos oft richtige Vorstellung vom „Einbruch" von an anderen Stellen (meist Sehnen) gelagerten Kalkdepots in den Schleimbeutel erst in den Vordergrund stellte, bestreitet nicht das grundsätzlich mögliche Vorkommen einer kalzifizierenden Bursitis, wenn er es auch – im Gegensatz zu anderen Autoren – als seltene Ausnahme ansieht.

Daß kein Zusammenhang zwischen Störungen des Kalkstoffwechsels und der Neigung zur Bursitis calcarea besteht, wurde oft betont, wobei die Calcinosis eine seltene und nicht ganz geklärte Ausnahme darstellt. Eine gewisse Disposition zur Kalzifizierung wird allerdings von manchen Autoren (LEWANDOWSKY u. a.) angenommen. Disponierend werden infektiöse Momente (Grippe, Influenza) von FRANKE, HÖGLER genannt, Fokalherde (LUX, IGRAVE, PAYR), Tuberkulose (RUBASOV) oder Lues (1 Fall bei HÖGLER).

Sehr eingehend befaßt sich der Däne BAASTRUP, der selbst darunter litt, mit der Möglichkeit, daß „Ischiasschmerzen" durch peritendinöse oder peritendinitische Veränderungen – „eventuell auf Bursaerkrankungen an den Ansätzen der Extensoren in der Tiefe des Gesäßes" – beruhen.

Auch ein Zusammenhang mit Gelenkrheumatismus wurde öfters erwogen; zuletzt (1958) in der äußerst bemerkenswerten Arbeit „Der Rheumatismus der Schleimbeutel und Sehnenscheiden" von G. SEIFERT und G. GEILER, auf die wir noch zurückkommen werden. Ob freilich die rheumatische Bursitis und Tendovaginitis die häufigste Erkrankung der Schleimbeutel und Sehnenscheiden" ist, möchte ich allerdings bezweifeln.

Über die Zusammensetzung der Bursolithen bestehen einige, wenn auch etwas dürftige Angaben in der Literatur. HÖGLER erwähnt schon 1928, daß es sich um Kalziumkarbonate und Kalziumphosphate handelt. Auch KEY beschreibt Karbonate und Phosphate (1949), die er als amorphe Granula, in degeneriertes Gewebe oder in Fibrinmassen eingestreut bezeichnet. POHL ist der Ansicht, daß sich in der entzündeten Bursa die Fibrinmassen zusammenballen und als „Reiskörperchen" die Grundlage der Verkalkung darstellen. Die „Verkalkung" sei eine „mörtelige, schollige Masse", die im Röntgenbild als schollige Masse erkennbar und wegen ihrer amorphen Struktur leicht resorbierbar sei.

Von meiner Mitarbeiterin I. JALKOTZI wurde seinerzeit der etwa bohnengroße Bursolith einer Leiche entnommen, den ich Prof. LEIPERT zu untersuchen bat. Es ergab sich „eine bröckelige, weiße, größtenteils amorphe Masse, bestehend aus tertiärem Kalziumphosphat, neben weniger Kalziumkarbonat. Magnesiumphosphat nicht nachweisbar. Mit der Lupe sind einige glitzernde Punkte erkennbar." Auch hier bestand der „Bursolith" demnach aus amorphen Kalziumsalzen.

Aus eigener Erfahrung kann ich übrigens bestätigen, daß es gelegentlich gelingt, - worauf schon BLOCH und NAUTA hingewiesen haben - diesen amorphen Kalk als milchigtrübe Flüssigkeit zu punktieren, worauf die vorher röntgenologisch feststellbare Verschattung nicht mehr wahrnehmbar, also der Burseninhalt offenbar abpunktiert war.

Die Beseitigung auch großer Kalkdepots, die uns ja durch die üblichen therapeutischen Maßnahmen (Novokaininfiltrationen, Röntgen- oder Radiumtherapie oder auch Plenosol) gelingt ist ein Problem für sich. Die Beseitigung (Auflösung?) dieser Kalkdepots erfolgt während der Behandlung mit Novokaininfiltrationen, mit der wir am meisten Erfahrung haben, überaus häufig. Die Verschattungen werden immer weniger umfangreich und verschwinden schließlich - mit Ausnahmen - völlig (s. Abb. 14 u. 15, S. 65). Gleichzeitig vergeht auch der lokale Schmerz und die entzündlichen Erscheinungen. Bemerkenswerterweise finden sich gar nicht so selten auch an der erscheinungsfreien Seite Kalkeinlagerungen, also z. B. ein Bursolith in der Bursa subdeltoidea, die bisher noch niemals Schmerzen verursacht hat. Solche, allerdings eher seltenen Fälle sprechen dafür, daß eine Kalkeinlagerung noch nicht unbedingt zu einer Entzündung der Bursa führen muß. Meistens ist es allerdings der Fall.

Es sei noch erwähnt, daß uns der Nachweis von Kalkeinlagerungen in *diagnostischer* Hinsicht sehr oft von Nutzen sein kann, weil uns oft durch das Röntgenbild klar gezeigt wird, wo sich die Entzündung befindet. Auch läßt sich gar nicht so selten nur auf diese Weise klären, ob es sich um eine Kalkeinlagerung in einer Bursa oder in einer Sehne handelt oder ob ein schmerzhafter „Sporn" vorliegt. Die Diagnostik dieser Schmerzzustände kann so subtil sein, daß wir froh sind, wenn ein positiver Röntgenbefund Klarheit in die Situation bringt.

Alter. Grundsätzlich ist das Auftreten von Kalkeinlagerungen in Schleimbeuteln an kein Alter gebunden. So berichtet RUBASOV über ein zwölfjähriges Mädchen, das 2 Monate nach einem Unfall einen großen runden Kalkschatten über dem Trochanter major aufwies. Auch ich konnte bei einem erst 8jährigen Mädchen einen typischen Bursolithen in einer Bursa trochanterica beobachen.

Tab. 3 zeigt, daß bei meinen Bursitisfällen sowohl bei Männern als auch bei Frauen das Alter zwischen 40 und 60 Jahren überwiegt. Es ist anzunehmen, daß sich diese Altersstufe daraus erklärt, daß die körperliche Beanspruchung in diesen Jahrzehnten noch bedeutend

Tabelle 3

Alter bei Beginn der Erkrankung

Alter	Gesamtzahl	Männer %	Frauen %
11—20	5	1	1
21—30	26	5	2
31—40	77	15	12
41—50	152	31	24
51—60	163	34	27
61—70	110	12	23
71—80	24	1	8
81—90	10	1	3
	567	100	100

ist, während die Widerstandskraft bereits abnimmt. Die Häufigkeitskurve verläuft bei beiden Geschlechtern ungefähr gleich; bei Kindern kommen fast nur spezifische Bursitiden, meist des Rheumatismus verus vor. Die Entstehung der Mehrzahl der Fälle von „unspezifischer" Bursitis tritt nach meiner Statistik zwischen dem 41. und 60. Jahr auf und zwar bei Männern in 65% der Fälle, während bei Frauen nur 51% der Fälle zwischen dem 40. und 60. Lebensjahr entstehen, 23% aber zwischen dem 61. und 70. Lebensjahr, zwischen 31 und 40 Jahren 13% (15% der männlichen, 12% der weiblichen Patienten).

Vergleicht man mit diesen Zahlen die von WITHERS seinerzeit ermittelten Prozentzahlen, die FÄHNDRICH zitiert und die die degenerativen Veränderungen der Supraspinatussehne betreffen, so sehen wir (s. Tab. 4), daß die Häufigkeit dieser Degenerationserscheinung vom

Tabelle 4

Alter	Degenerative Veränderungen der Supraspinatussehne bei Patienten mit Schulterbeschwerden (nach WITHERS)
40—56 J.	25 %
56—76 J.	39 %
> 76 J.	50 %

40. Lebensjahr an kontinuierlich zunimmt und zwar auch noch in einem Alter, in dem die „unspezifische" Bursitis viel seltener geworden ist. Bei der „unspezifischen" Bursitis handelt es sich demnach vermutlich um eine Erkrankung durch Überbeanspruchung, während die Sehnendegeneration eine richtige Alterserkrankung ist.

Die Überbeanspruchung der rein bindegewebigen Gewebe beginnt übrigens durchschnittlich etwas später als die der Knorpel (Arthrose, Spondylose) und etwas früher als die der Knochen (Osteoporose), während das durchschnittliche Enstehungsalter der Bursitiden der Häufigkeit nach zwischen diesen Gruppen steht, eine Tatsache, die natürlich nicht für Einzelfälle, sondern für Durchschnittszahlen großer Gruppen zutrifft.

Nach SCHAER nimmt die Zahl der Sehnenabnützungen bei älteren Leuten fortlaufend zu. Nach CODMAN und AKERSON ist der Abriß der Supraspinatussehne die häufigste Schulterverletzung überhaupt (bei älteren Leuten sollen 39% daran leiden, was SCHAER allerdings bezweifelt). Nach EXNER ist es eine besondere Eigenschaft der Supraspinatussehne zu verkalken, und ihr Degenerationsprozeß ist einer der häufigsten Alterungsprozesse. Bei der nahen, wahrscheinlich die Bursitis oft geradezu verursachenden Beziehung zur Bursitis calcarea sei diese Tatsache ausdrücklich erwähnt.

Häufigkeit bei Männern und Frauen. Die „unspezifische" Bursitis kommt nach meiner Erfahrung bei Frauen viel öfter vor als bei Männern. Von 640 eigenen Patienten waren 413 (64,5%) weiblich und 227 (35,5%) männlich. Demnach waren ²/₃ aller Fälle weiblichen Geschlechts.

Das gilt für alle Lokalisationen im gleichen Maße. Tab. 5 zeigt, in welchem Ausmaß die wichtigsten Regionen – Schulter, Hüfte, Knie und die sonstigen Bursitiden – bezüglich der Geschlechter beteiligt waren.

Tabelle 5
Lokalisation der „unspezifischen" Bursitis

Lokalisation	Männer	Frauen	Gesamtzahl
Schulter	132 (36.4%)	229 (63.6%)	361 (56.5 %)
Hüfte	34 (34 %)	67 (66 %)	101 (15.8 %)
Knie	49 (34.3%)	94 (65.7%)	143 (22.3 %)
Sonstige Bursitiden	12 (34.3%)	23 (65.7%)	35 (5.4 %)
	227 (35.5%)	413 (64.5%)	640

Verlaufsformen der „unspezifischen" Bursitis. Die genaue Anamnese zeigt – ganz ähnlich wie die Anamnese der Arthritis – daß auch die Bursitis ganz verschiedenartig verlaufen kann. Meiner Erfahrung nach können wir vier Verlaufsformen unterscheiden und zwar die:

a) akute,
b) sekundär-chronische,
c) primär-chronische und
d) rezidivierende Verlaufsform.

Ob sich diese Verlaufsformen immer klar scheiden lassen, ist erst die Frage. Es wird immer wieder Fälle geben, bei denen sie ineinander übergehen. Aber im allgemeinen bestehen sie offenbar zurecht. Ich habe bei 576 meiner Fälle von „unspezifischer" Bursitis eine klare Verlaufsform angenommen, ein immer etwas willkürliches Beginnen, das ja aber mehr schildernden als verpflichtenden Charakter hat (s. Tab. 6).

Tabelle 6

Verlaufsform der „unspezifischen" Bursitis bei Männern und Frauen

Lokalisation		akut	chronisch	rezidivierend	Gesamtzahl
Schulter	Männer	43 (35.4%)	76 (62.3%)	3 (2.3%)	122
	Frauen	67 (34.8%)	107 (55.7%)	18 (9.5%)	192
	Summe	110 (35 %)	183 (58 %)	21 (7 %)	314
Hüfte	Männer	9 (26.5%)	25 (73.5%)	—	34
	Frauen	20 (30.3%)	41 (62.1%)	5 (7.6%)	66
	Summe	29 (29 %)	66 (66 %)	5 (5 %)	100
Knie	Männer	9 (34.4%)	17 (65.6%)	—	26
	Frauen	30 (30.3%)	65 (65.7%)	4 (4 %)	99
	Summe	39 (31.2%)	82 (65.6%)	4 (3.2%)	125
Sonstige	Männer	2 (12.5%)	14 (87.5%)	—	16
Bursitiden	Frauen	1	20	—	21
	Summe	3 (8.1%)	34 (91.9%)	—	37
	Männer	63 (31.8%)	132 (66.7%)	3 (1.5%)	198
	Frauen	118 (31.2%)	233 (61.6%)	27 (7.2%)	378
	Summe	181 (31.5%)	365 (63.3%)	30 (5.2%)	576

b) Die akute Verlaufsform der „unspezifischen" Bursitis

Sie wurde in ihrem geradezu dramatischen Verlauf schon an Hand von 181 Fällen auf S. 22 f. geschildert und soll hier nur durch einige typische Fälle ergänzt werden.

Charakteristisch für die „akute Form" sind demnach der stürmische Beginn, der meist fieberhafte, immer äußerst schmerzhafte Verlauf, die Symptome der akuten Entzündung (Senkung gesteigert, Leukozyten eventuell erhöht und linksverschoben u. ä.) und oft trotz der kurzen Dauer die Kalkeinlagerung in der Bursa, die von verschiedenem Ausmaß sein kann, die aber gerade bei der akuten Bursitis oft so umfangreich ist, daß man den Eindruck hat, die in der Bursa – endogen oder exogen – eingelagerte Kalkmasse sei ursächlich an der Bursitis mitbeteiligt.

Auch die *Polybursitis* und *Polytendovaginitis*, die ja, wenn kein Erreger mit Sicherheit festgestellt wird und keine Allergie vorliegt, der „unspezifischen" Entzündung zugezählt werden muß, gehört in ihren verschiedenen Formen – und also auch als akute Polybursitis – hierher.

Zwei Beispiele von akuter Bursitis:

Fall Otto Kö., 48 J., Garagenbesitzer, Linkshänder. Vor drei Tagen plötzlich heftige Schmerzen im Gebiet der linken Hüfte, später ausstrahlend in die Gegend des linken Hüftnerven.

Adipös (97 kg/184 cm). Tonsillen entfernt, Zähne äußerlich gut. Hüftgelenk links seitlich bis 60 Grad, vorne bis 90 Grad beweglich. Patellar-SR seitengleich. Deutlich umschriebener, ziemlich heftiger Druckschmerz an der Seite außen über dem Trochanter major links. Hier auch eine hypaesthetische Hautinsel. Lasègue links bei 50 Grad positiv.

Röntgen: Etwa erbsengroßes Konkrement seitlich neben dem Trochanter major links. – Senkung nach Westergren im Mittel 10 mm. Leokozyten 7.000, unsegmentierte 4, Neutrophile 76, Monozyten 2, Lymphozyten 18%.

Diagnose: *Bursitis trochanterica m. glutaei medii acuta.*

Therapie: 10. IV. 1952 nach einer Infiltration (20 ccm 1%iger Novokain-Kochsalzlösung) in die Gegend des Trochanter major und eine Ampulle Irgapyrin (Gegenseite), dauernd schmerzfrei.

Fall Dr. Karl F., 53 J., Kaufmann. Vor vier Tagen traten plötzlich Schmerzen in der rechten Schulter auf, die bis zum Ellbogen ausstrahlten.

Beweglichkeit des rechten Schultergelenks deutlich eingeschränkt: seitlich 35 Grad, vorne 120 Grad, rückwärts 40 Grad; Beweglichkeit im linken Schultergelenk völlig intakt. Über dem Bereich der rechten Bursa subdeltoidea eine deutliche hypaesthetische Insel.

Diagnose: *Bursitis subdeltoidea acuta.*

Therapie: 21. VI. 1955. Infiltration der rechten Schulter mit 40 ccm $1/2$%iger Novocain-Kochsalzlösung und zwei Ampullen Butazolidin intraglutaeal. Sofort nach der Infiltration war die Beweglichkeit der rechten Schulter seitlich 90 Grad, nach vorne 135 Grad, nach rückwärts 65 Grad. – 22. Juni. Rö.-Aufnahme: Über haselnußgroße Verschattung über dem rechten Tuberculum majus.

22. Juni 1955 neuerliche Infiltration mit 40 ccm der $1/2$%igen Lösung.

24. Juni 1955 Beweglichkeit in der rechten Schulter seitlich 90 Grad, nach vorne 150 Grad, nach rückwärts 70 Grad; beschwerdefrei.

c) Die sekundär-chronische Verlaufsform der „unspezifischen" Bursitis

Sie ist viel häufiger als man annimmt; denn in ihre Gruppe gehören gewissermaßen alle akuten „unspezifischen" Bursitiden, die nicht „ausgeheilt" wurden oder von denen „etwas" zurückgeblieben ist.

Es handelt sich gewöhnlich um einen nicht oder nicht ganz gelösten Bursolith oder um eine Bewegungshemmung, die auf einen noch vorhandenen, chronisch gewordenen Entzündungsprozeß hinweist. Es gibt dabei verschiedene Möglichkeiten:

Der Schleimbeutel erweitert sich dann in einen derben, demarkierten, teilweise flüssigkeitsgefüllten Sack, ein sogenanntes *Hygrom*, eine etwas diffuse Bezeichnung, die auch für die chronische Form der tuberkulösen Bursitis gebraucht wird (s. S. 80) und die im Gebiet der ,,unspezifischen" Schleimbeutelentzündung insbesondere bei der großen schwappenden Bursitis praepatellaris gebräuchlich ist, wie wir sie z. B. bei Scheuerfrauen und kniend arbeitenden Berufstätigen sehen. In solchen ,,Hygromen" können auch kleine fibrinöse Gebilde, sogenannte ,,*Reiskörperchen*" (Corpora oryzoidea) enthalten sein, Charakteristika solcher sekundär-chronischer Bursitiden, die vor allem durch mechanische Irritation bedingt sind.

Kalkeinlagerungen können nach dem Abklingen der akuten Bursitis oft bestehen bleiben, vor allem dann, wenn die Bursitis eben nicht ausgeheilt ist, sondern gewissermaßen weiterschwelt. Das erkennen wir am Weiterbestehen aller bekannten Entzündungserscheinungen, und es erhebt sich die wiederholt gestellte Frage, ob die noch vorhandene Kalkeinlagerung die Entzündung unterhält oder die noch vorhandene Bursitis die Kalkeinlagerung nicht zur Ruhe kommen läßt. Kalkreste schützen gewiß nicht vor dem Chronischwerden oder Rezidivieren einer Bursitis, ebensowenig wie ein Gallen- oder Nierenkonkrement eher dazu beitragen wird, eine Cholecystitis oder Pyelitis wieder zum Aufflackern zu bringen. Im allgemeinen läßt sich sagen, daß eine Bursitis erst geheilt ist, wenn auch die Kalkeinlagerung wieder bereinigt, d. h. entfernt ist.

Bewegungshemmungen aller Grade – vom schmerzhaften Hartspann bis zur muskulären oder (sehr selten) knöchernen Kontraktur oder zur Atrophie – können die sekundär-chronische ,,unspezifische" Bursitis kennzeichnen.

Fall Luise Du., 46 J., Haushalt. Vor fünf bis sechs Wochen plötzlich heftiger Schmerz der linken Schulter, später ausstrahlend in den linken Oberarm. Histamin-Iontophorese verschlechtert den Zustand, ebenso Bienengift-Injektionen. Röntgentherapie und Ursica ohne Erfolg. Nach fünf bis sechs Wochen kommt die Patientin mit etwas weniger schmerzhafter, aber sehr stark bewegungsbeschränkter Schulter in Behandlung.

Tonsillen entfernt. C 6 und 7 stärker klopfempfindlich. Linke Schulter über der Bursa subdeltoidea druckschmerzhaft und hypaesthetisch. Beweglichkeit der linken Schulter: seitlich 15 Grad, nach vorne 45 Grad, nach rückwärts 30 Grad.

Röntgen: (s. Abb. 7). Erbsengroßer Bursolith, offenbar in der Bursa subdeltoidea befindlich.

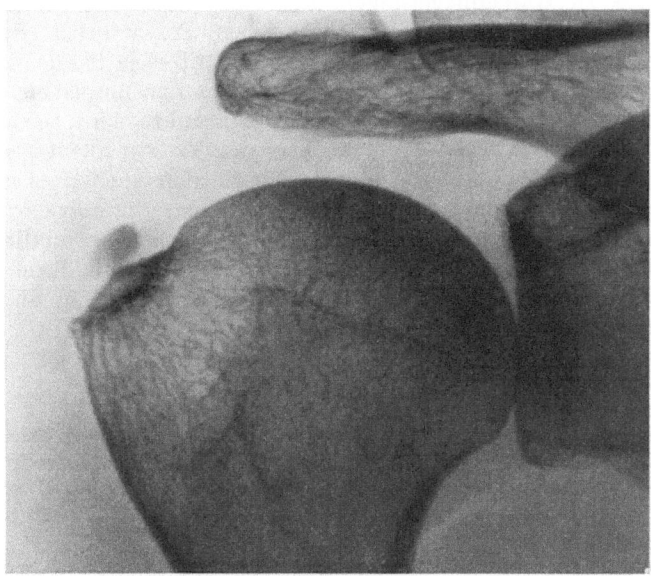

Abb. 7. Erbsengroßer Bursolith in der Bursa subdeltoidea

Diagnose: *Sekundär-chronische Bursitis subdeltoidea* mit hochgradiger Bewegungseinschränkung des linken Schultergelenkes.

Therapie: 8. XII. 1952. Überspritzung der Bursa subdeltoidea mit 60 ccm der $^1/_2$%igen Novocain-Kochsalzlösung. Gleichzeitig intraglutaeal eine Ampulle Irgapyrin.

11., 12., 15. XII. 1952 ebensolche Infiltrationen und Irgapyrin. Beweglichkeit der linken Schulter: seitlich 90 Grad, nach vorne 150 Grad, nach rückwärts 65 Grad.

22. XII. 1952 fünfte (letzte) Infiltration der linken Schulter und Irgapyrin i. gl. – Seither ist die Patientin völlig beschwerdefrei.

Alle diese Symptome sind, wie man sieht, auf die gleiche Art und Weise zu beheben, ja meist auszuheilen wie die akute „unspezifische" Bursitis; allerdings meist in einer wesentlich längeren Zeitspanne.

d) Die primär-chronische Verlaufsform der „unspezifischen" Bursitis

Sie unterscheidet sich von der „sekundär-chronischen" Form nur dadurch, daß sie nicht an eine akute Bursitis anschließt und diese abgemildert fortsetzt, sondern daß sie allmählich, kontinuierlich oder in einzelnen Schüben zu den gleichen Veränderungen führt, die wir soeben bei der sekundär-chronischen Form beschrieben haben. Das heißt mit anderen Worten: auch sie geht mit lokalen Entzündungserscheinungen einher und führt zu Bewegungseinschränkungen aller Grade und allenfalls zu Kalkeinlagerungen. Dabei muß betont werden, daß die Ähnlichkeit mit der „primär-chronischen Polyarthritis" nur eine Ähnlichkeit des Verlaufes ist. Niemals kommt es ja bei der „primärchronischen Bursitis" zu wirklich schweren konsumptiven Erscheinungen; der an chronischer Bursitis Erkrankte wird niemals den Eindruck des Schwerkranken machen, den wir vor allem vom unbehandelten Arthritiker her kennen. Gelegentlich können es auch besonders beanspruchte Bursen sein, in denen „primär-chronische" hygromartige Bursitiden entstehen. Dabei ist besonders an die Bursen im Gebiet des Olecranon und der Patella gedacht, die durch mechanische Irritationen (Aufstützen und Knien) auch zu allmählich entstehenden chronischen Bursitiden führen können. Wie Tab. 6 zeigt, sind es im ganzen 365 Fälle (63,3%), die wir unter die teils primär-, teils sekundär-chronische Verlaufsform zählen können.

Fall Bernhard L., 56 J., Angestellter, Linkshänder. Der Patient leidet seit vier Jahren unter Schmerzen, die von der linken Schulter in die Ellbogengegend ziehen. Die Schmerzen bestehen seit vier Jahren, verstärken sich aber in jedem Frühjahr. Im 4. und 5. Finger trat in letzter Zeit ein taubes Gefühl auf.

Bisherige Therapie: Vier Röntgenbestrahlungen, Zweizellenbäder, Hochfrequenz, Galvanisation.

Diagnose: *Primär-chronische Bursitis subdeltoidea links.*

Röntgen: Zarte Auflagerungen über dem Tuberculum majus links.

Therapie: Nach drei Infiltrationen (40 ccm der ½%igen Lösung) beschwerdefrei.

Fall Anton Dra., 40 J., Gewerbetreibender. Seit 10 Jahren leidet der Patient unter Schmerzen in den beiden Schultern und Oberarmen. Die Beweglichkeit in beiden Schultergelenken wurde allmählich mehr und mehr eingeschränkt. Die Schmerzen verzogen sich zunehmend in Ober- und Unterarm beiderseits.

6. und 7. Halswirbel deutlich klopfempfindlich, Beuge-Drehversuch und Streck-Drehversuch positiv, Schultergelenksbeweglichkeit links: seitlich 60 Grad, nach vorne 120 Grad, nach rückwärts 55 Grad; rechts seitlich 60 Grad, nach vorne 110 Grad, nach rückwärts 60 Grad. Über der Bursa subdeltoidea beiderseits umschriebener Druckschmerz und entsprechende hypaesthetische Hautinsel.

Röntgen: Kalkkonkremente beiderseits in der Gegend der Bursa subdeltoidea. – Senkung im Mittel nach Westergren 7 mm (s. Abb. 8).

Therapie: 6. IX. bis 22. IX. 1951: nach sechs Infiltrationen (links vier, rechts zwei) beide Schultern völlig erscheinungsfrei.

Diagnose: *Primär-chronische Bursitis subdeltoidea beiderseits.*

e) Die rezidivierende Verlaufsform der „unspezifischen" Bursitis

Zwei ganz verschiedene Bedingungen können offenbar zu einem rezidivierenden Verlauf der „unspezifischen" Bursitis (30 Fälle, 5,2% aller Fälle von „unspezifischer" Bursitis). führen:

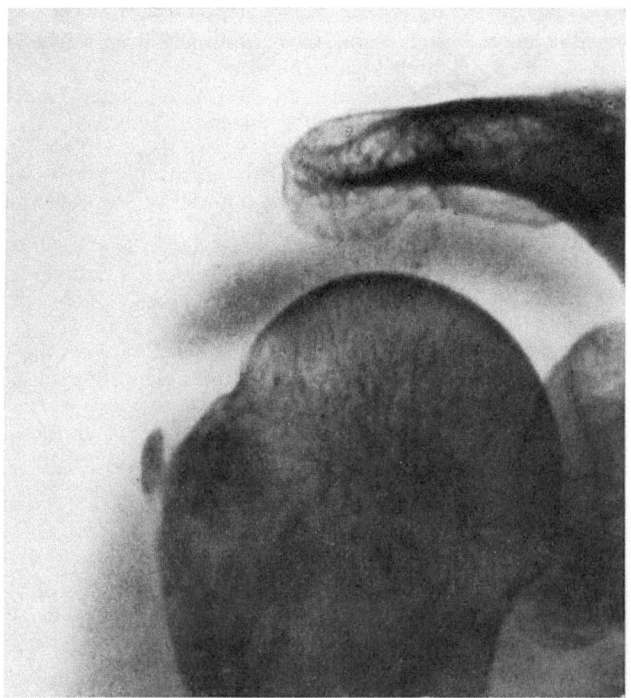

Abb. 8. Länglicher Bursolith in der Bursa subdeltoidea

Die Möglichkeit, daß es zu einer *Wiederholung* der akuten Entzündung im ursprünglich erkrankten Schleimbeutel kommt. So kann z. B. eine bereits völlig abgeheilte Bursitis sich wiederholen und dadurch gewissermaßen ein „Rezidiv"vortäuschen. Eine bereits völlig abgeklungene Bursitis praepatellaris kann z. B. aus der gleichen Ursache – kniende Bodenarbeit – wieder auftreten.

Eine andere Möglichkeit der „rezidivierenden" Verlaufsform besteht darin, daß z. B. eine Verkalkung im Schleimbeutel zurückbleibt, die monatelang „stumm", d. h. erscheinungsfrei bleibt, und dann aus irgendwelchen Gründen den disponierenden Vorschaden für ein *Wiederaufflackern* der Bursitis abgibt.

Fall Josefine Mik., 43 J., Expedientin, Rechtshänderin. Seit einem halben Jahr leidet die Patientin zeitweise – immer mehrere Tage lang – unter heftigen Schmerzen in der linken Schulter. Seit zwei Tagen heftigste Schmerzen, die nach Wärmelampen-Behandlung noch zunehmen. Eine Galvanisation der linken Schulter verschlechterte den Zustand, Temperatur 37,8.

6. und 7. Halswirbel klopfempfindlich. Trapeziusrand links seitlich zunehmend druckschmerzhaft. Umschriebener Druckschmerz über der

Bursa, handtellergroßer hypaesthetischer Bezirk über der linken Schulter sowie im Bereich des N. medianus und N. radialis. Faltenverarmung und Schwellung der linken Hand. Schulterbeweglichkeit links seitlich 30 Grad, nach vorne 30 Grad, nach rückwärts 30 Grad.

Röntgen: Mehrere kleine Konkremente im Bereich der Bursa subdeltoidea links. Senkung im Mittel nach Westergren 30,5 mm.

Diagnose: *Rezidivierende Bursitis subdeltoidea links mit akutem Schub.*

Therapie: 30. I. 1951: nach einer Infiltration (20 ccm der 1%igen Novocain-Kochsalzlösung) ist die Patientin dauernd beschwerdefrei.

Fall Gertrud Pi., 45 J., Haushalt, Linkshänderin. Mit 40 Jahren zum ersten Mal – langsam beginnend, „primär chronisch" – Schmerzen in der linken Schulter, die „jedes Jahr wiederkommen" und seit einem Jahr die Beweglichkeit der Schulter stark einschränken.

Heftiger Druckschmerz und „hypaesthetische Hautinsel" über der Bursa subdeltoidea links. Beweglichkeit im linken Schultergelenk: seitlich 40 Grad, nach vorne 60 Grad, nach rückwärts 0.

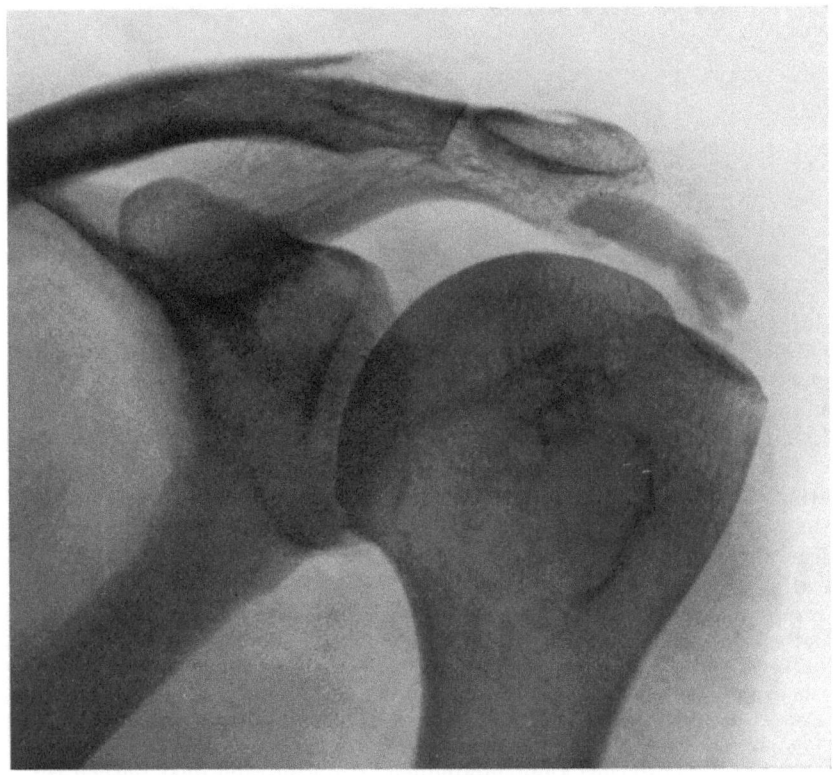

Abb. 9 Doppelbohnengroßer Bursolith in der Bursa subdeltoidea.

Röntgen: Doppelbohnengroßer Kalkschatten zwischen Tuberculum majus u. Acromion, distal davon ein stecknadelkopfgroßer Schatten (s. Abb. 9). Diagnose: *Bursitis subdeltoidea links (rezidivierender Verlauf)*. Therapie: 15. IX. 1954 bis 16. XII. 1954. Durch 21 Infiltrationsbehandlungen der linken Schulter mit je 20 bis 60 ccm der ½%igen Novocain-Kochsalzlösung ist es gelungen, den Bursolithen völlig zu beseitigen. Beweglichkeit der Schulter links: seitlich 75 Grad, vorne 150 Grad, rückwärts 75 Grad.

Häufigkeit der Verlaufsformen der „unspezifischen" Bursitis

Über die Häufigkeit dieser Verlaufsformen gibt die Tab. 6 Auskunft. Von den beurteilbaren 576 Fällen litten etwa ein Drittel (31,5%) unter akuter Bursitis, nur 5,2% unter der „rezidivierenden" Form, während 63,3% unter sekundär- oder primär-chronischen Verlaufsformen erkrankt waren. Auffallend war, daß fast alle Kranken mit „rezidivierenden" Bursitiden weiblichen Geschlechtes waren (27 gegenüber nur 3 Fällen). Eine Begründung dafür ist schwer zu geben.

Bemerkenswert sind auch die Unterschiede in der Häufigkeit des Geschlechtes bei den einzelnen Lokalisationen. Auffallend sind die Prozentzahlen der Bursen in der Gegend des Schultergelenkes: 55,7% der Frauen, aber immerhin 62,3% der Männer waren an chronischer Bursitis erkrankt. Die „unspezifische" Bursitis der Schulterbursen ist also bei den Männern etwas häufiger chronisch, ein Umstand, der zu denken gibt. Eine Erklärung wäre vielleicht, daß die leichte Bekleidung der Schultergegend bei Frauen eher zu Abkühlungsschäden führt (Zugluft, Kälte, Nässe), während das Überwiegen der chronischen Bursitiden bei Männern doch mit großer Wahrscheinlichkeit für eine traumatische Irritation durch Arbeitsschäden spricht.

Jahreszeitlicher Beginn der „unspezifischen" Bursitis. Die Erfahrungstatsache, daß die „unspezifische" Bursitis in den kalten Monaten öfter auftritt als in den wärmeren, hat mich veranlaßt zu untersuchen, in welchen Monaten die „unspezifische" Bursitis am häufigsten beginnt. Wie Abb. 10 zeigt, ist das erwartungsgemäß in den hierzulande kältesten Monaten – Januar, Februar, März – der Fall.

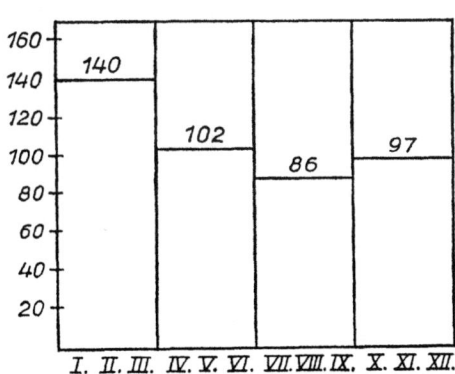

Abb. 10. Jahreszeitlicher Beginn der „unspezifischen" Bursitis

Möglicherweise spielt bei den anderen Monaten – bei den Schulterbursitiden – das häufigere motorisierte Fahren bei offenen Fenstern und die dadurch bedingte Zugluft eine gewisse Rolle. Jedenfalls scheint aber der Faktor „Kälte" oder „Verkühlung" von größerer Bedeutung zu sein.

f) Ätiologie der „unspezifischen" Bursitis

Versuchen wir es, die ätiologischen Momente der „unspezifischen" Bursitis aufzuzählen, so lassen sich folgende Entstehungsursachen für sie anführen:
1. Kälte, Zugluft, Nässe;
2. Sich-Verreißen, Prellungen, Stoß oder Schlag;
3. Überanstrengung, besonders durch plötzliche und ungewohnte Arbeiten, z. B. Heben, Tragen, Schleudern, Schwingen, Gartenarbeit usw.
4. endotraumatisch: d. h. durch Einbruch eines benachbarten z. B. in einer Sehne gelegenen Kalkdepots;
5. aus unbekannter Ursache.

SCHAER stellt einige interessante Angaben aus der Literatur über dieses Thema zusammen. So sind es nach PAYR vor allem die „Fibroplastiker", die eine Neigung zu Bindegewebsverdickung besitzen. SCHAER selbst fand bei 25% aller Fälle DUPUYTRENsche Kontrakturen des 4. und 5. Fingers, eine Angabe, die ich bezüglich der Bursitis allerdings nicht bestätigen kann. Nach EHALT sollen Pykniker zu Versteifung neigende Typen sein (?). Nach STEFANINI sind für die Verkalkungen vor allem zwei Voraussetzungen nötig, das „Milieu" (Haematom oder Nekrose) oder die Nachbarschaft von knöchernen Anteilen, von denen die Verkalkung ausgehen kann. In der Regel sind die Verkalkungen also Ergebnisse bionekrotischer Prozesse. Daß Grippe zur verkalkenden Bursitis führen kann, wurde schon erwähnt (HÖGLER, FRANKE); auch Herde (Tonsillitis, Zahngranulome, Furunkulose usw.) können Bursitiden verursachen, ebenso Lues (HÖGLER, BRUDET). DOLLINGER hält eine entzündliche Infiltration der Muskulatur für wesentlich. Am Ende dieser mehr oder weniger gesicherten Thesen sei noch die Ansicht von CORTESE erwähnt, nach dem die Ätiologie der „chronischen, serösen Schleimbeutelentzündung" vorwiegend „traumatisch" ist, wobei dem ersten Bluterguß in die Bursa als Ursache des späteren Hygroms eine besondere Bedeutung zukommt.

g) Prognose der „unspezifischen" Bursitis

Offenbar müssen wir zwischen Bursitiden mit und ohne Kalkeinlagerungen unterscheiden. Symptomarme Entzündungen ohne Kalkeinlagerung kommen wahrscheinlich viel öfter vor als sie registriert werden. Bursitiden mit Kalkeinlagerung sind oft bezüglich des Zeitpunktes ihrer Entstehung ungewiß; denn genaugenommen wissen wir fast nie, wann die Kalzifikation bzw. der Einbruch einer Kalkmenge in den Schleimbeutel erfolgt, sondern wir können es höchstens vermuten. Über den gesamten Verlauf einer Bursitis sind wir daher meistens ziemlich wenig unterrichtet. Hingegen sind wir über akute Attacken naturgemäß orientiert, weil sie sich schon durch ihre Schmerzhaftigkeit anzeigen.

Auch können wir bei den Bursen mit Kalkeinlagerung gewöhnlich die Rückbildung oder zumindest doch teilweise Rückbildung im Verlaufe einer richtigen Behandlung beobachten. Diese Rückbildung oder sagen wir Auflösung des Bursolithen habe ich in etwa 80% der „unspezifischen" Bursitiden gesehen, wobei natürlich immer die Frage offenbleibt, ob die negativen Fälle genügend lange behandelt wurden oder werden konnten. Aber bei der großen Mehrzahl der Fälle gingen die Kalkeinlagerungen zurück, so daß mit der Auflösbarkeit der Konkremente erfreulicherweise gerechnet werden kann. Als wirksamste Therapie erwiesen sich dabei und überhaupt bei der Behandlung der „unspezifischen" Bursitis, wie schon erwähnt, die Infiltrationsbehandlung mit Novocain-Kochsalz, die Röntgenbestrahlung, die Radiumbestrahlung, die Injektionsbehandlung mit Plenosol, ferner analgetische Behandlungen mit Butazolidin oder Irgapyrin. Bei der chronischen Form spielt auch die Bewegungstherapie eine nicht unwichtige Rolle. Hingegen halte ich erfahrungsgemäß alle anderen therapeutischen Maßnahmen (einschließlich das sonst so unschätzbare Cortison), vor allem aber physiko- und hydrotherapeutische Behandlungen für geradezu prognoseverschlechternd. Im allgemeinen läßt sich jedoch mit Nachdruck sagen, daß die Prognose der „unspezifischen" Bursitis in jeder Phase, am eindruckvollsten aber im akuten Stadium, als sehr günstig bezeichnet werden kann.

h) Die Lokalisation der „unspezifischen" Bursitis

Ich will zunächst auf Grund meines eigenen Krankengutes die Häufigkeit der „unspezifischen" Bursitiden verschiedener Lokalisation beschreiben. Wie Tab. 5 S. 41 zeigt, sehen wir weitaus die häufigsten Fälle, nämlich im ganzen 361 Patienten (229 Frauen, 132 Männer) in der Umgebung der Schultern, richtiger des Humeroskapulargelenkes. Ein Fall betraf die Umgebung des Ellbogengelenkes, 4 Fälle lagen im Gebiet der Hand, 4 Fälle (1 Mann) im Bereich der Finger.

101 Fälle (das sind 15,8% des Gesamtmaterials (34 Männer, 67 Frauen) waren im Bereich der Hüfte und zwar zumeist des Trochanter major lokalisiert. 143 Fäller (49 Männer, 94 Frauen) und demnach

22,3% aller Fälle lagen in der Umgebung des Kniegelenkes. 6 Bursitiden fanden sich in der Gegend der Achillessehne. 2 Fälle am Fuß, 1 Fall an den Zehen.

Dabei sind nicht angeführt: die Bursitiden des Kinns, des Epistropheus, des Larynx und die Bursen des Beckens, des Kreuz- und Steißbeins, und zwar aus dem einfachen Grund, weil wir über keine Beobachtungen bei ihnen verfügen, weil sie bei meinem Krankengut offenbar nicht vorkommen oder nicht beobachtet wurden. Jedenfalls wird man künftighin gerade diesen „vernachlässigten" Bursen besondere Aufmerksamkeit zu schenken haben.

Bemerkenswert scheint mir das unzweifelhafte Überwiegen der Bursitiden der oberen Körperhälfte über die der unteren Körperhälfte (57,8% gegenüber 42,2%).

Wir sehen daraus, daß mehr Schleimbeutelerkrankungen „unspezifischer" Art der oberen und nur etwa $^2/_5$ der unteren Körperhälfte angehören. Das ist eine Tatsache, die zeigt, daß es dabei – im Gegensatz z. B. zur Arthrose oder Spondylose – keineswegs nur auf den Faktor „Belastung" ankommt, sondern daß offenbar auch andere Momente hier maßgebend sind. Wenn außer dem „Verkühlungsschaden" auch die „Abnützung" als ätiologischer Faktor in Betracht gezogen werden soll, dann jedenfalls nicht im Sinne von „vertikaler Belastung durch Schwerkraft oder Körpergewicht", sondern im Sinne von „Belastung durch Prellung oder Quetschung". Es scheint mir wichtig, das festzustellen, weil angesichts der großen ätiologischen Bedeutung der „Belastung" für die Mehrzahl der schmerzhaften rheumatologischen Leiden die „unspezifische" Entzündung der Bursen sich ebenso selbständig verhält wie beispielsweise die akute oder die chronische Polyarthritis.

C. SANDSTRÖM gibt eine im Vergleich mit unserer Statistik der „unspezifischen" Bursitis vielleicht nicht uninteressante Überrsicht über die Häufigkeit der „Peritendinitis calcarea" und findet unter 329 positiven Röntgenbefunden folgende Lokalisationen: 259 Schultern (78%), 6 Ellbogen, 48 Hüften (14%), 5 Knie (1,5%), 3 Zehen. Die Veränderungen an den Sehnen an den oberen Extremitäten sind also hier noch viel häufiger als bei unseren Fällen von „unspezifischer" Bursitis. Man gewinnt fast den Eindruck, daß die Zweibeinigkeit und der Gebrauch der oberen Extremitäten eine Mehrbeanspruchung in der *oberen* Hälfte des Körpers bewirkt, eine Tatsache, die offenbar für die „unspezifische" Bursitis im gleichen Sinne gilt.

Allerdings ist zu bedenken, daß die Bursitis calcarea, die ja vor allem die Schulter- und Trochantergegend betrifft, sicher seltener übersehen wird als die nur ganz selten mit Verkalkungen einhergehenden Bursitiden der Kniegelenksgegend; auch kommt es sicher in der Schulter- und Hüftgelenksgegend zu deutlicheren, d. h. schmerzhafteren

Erscheinungen als in den Bursen um die Kniegelenke. Aber auch bei Berücksichtigung dieses Umstandes kommen wir doch nicht darüber hinweg, daß der Faktor „Belastung durch den Druck der Schwerkraft" hier sicher nicht ausschlaggebend ist wie bei den Arthrosen oder Spondylosen.

Die „unspezifischen" Bursitiden der Schulterregion

Die Aufgabe der Schulter, zwischen Schultergürtel und Oberarm eine bewegliche Verbindung herzustellen, wird durch das funktionelle Zusammenwirken mehrerer gelenkiger Verbindungen bewirkt:

Das Humeroscapulargelenk, das Gelenk zwischen Oberarmkopf und Schulterblattpfanne, dessen Beweglichkeitsausmaße nach seitlich 90 Grad, nach vorne 180 Grad und nach rückwärts etwa 70 Grad betragen;

Das Acromioclaviculargelenk, in welchem das Seitlichheben über 90 Grad hinaus ermöglicht wird;

Zwei Pseudogelenke (KAHLMETER), von denen eines eine Gleitfläche zwischen der Innenfläche des Schulterblattes und der Brustwand und das zweite eine Gleitfläche zwischen der äußeren Fläche des Schultergelenkes (Caput humeri, Tubercula und Gelenkskapsel) und der inneren Fläche des Deltamuskels und gewisser Anteile des M. pectoralis major bildet.

Durch diese einander ergänzenden Gelenke wird die Beweglichkeit der Schulter vielseitig und weit, durch die Einlagerung mehrerer Bursen wird sie aber erst elastisch, gepolstert und gleitbar gemacht. Die Schleimbeutel sind:

1. *Die Bursa subdeltoidea*, die gewöhnlich gemeinsam mit der *Bursa subacromialis* einen einheitlichen Schleimbeutel bildet und sich als solcher bis unter das „Schulterdach" (Acromion, Ligamentum coracoacromiale und Coracoid) erstreckt. Es kommt allerdings auch vor, daß die beiden Bursen von einander separiert sind; auch kommuniziert die große, bis etwa 3 cm unter das Acromion reichende Bursa gelegentlich mit dem Schultergelenk. Der Anteil der Bursa, der als „Bursa subacromialis" gelegentlich ein selbständiges Gebilde sein kann, macht die Sehne des M. supraspinatus gegenüber der Unterseite des Ligamentum coracoacromiale gleitbar.

2. *Die Bursa subscapularis*, die zwischen dem oberen Rand des M. subscapularis und der Scapula liegt und häufig mit dem Schultergelenk in Kommunikation steht oder auch in zwei Bursen – *subscapularis* und *subcoracoidea* – getrennt vorkommt.

3. *Die Bursa coracobrachialis*, die sich am Ursprung des M. coracobrachialis an der Spitze des gleichnamigen Prozessus zwischen seine Hinterfläche und den M. subscapularis einschiebt.

Offenkundig betreffen weitaus die meisten Bursitiden der Schulterregion – meist mit Kalkeinlagerungen in jedem Ausmaß – die Bursa subdeltoidea, so daß die Begriffe ,,Bursitis der Schulter" und ,,Bursitis subdeltoidea calcarea" nahezu identifiziert werden können. 348 eigene Fälle (von 361 Schulterbursitiden) waren mit größter Wahrscheinlichkeit als ,,Bursitis subdeltoidea calcarea" anzusprechen. 11 Fälle wiesen Kalkeinlagerungen knapp vor der Tuberositas infraglenoidalis auf. Da an dieser Stelle der lange Trizepskopf entspringt, ist es schwer zu entscheiden, ob es sich dabei wirklich um Kalkeinlagerungen in Bursen oder in anderen Geweben (Sehnen?) handelt; auch Kalkeinlagerungen in Lymphdrüsen oder verkalkte Haematome können in Betracht kommen. Ein positiver Achseldruck scheint allerdings für die Annahme einer Bursitis ,,infraglenoidalis" zu sprechen.

Differentialdiagnose: Auffallend häufig wird die akute Bursitis subdeltoidea für eine *akute Arthritis des Schultergelenkes* gehalten und als solche behandelt. Dazu ist zu sagen, daß eine Monarthritis eines Schultergelenkes an und für sich eine Seltenheit ist, daß sie aber ausnahmsweise vorkommen kann. So erinnere ich mich, vor Jahren eine Monarthritis gonorrhoica des rechten Schultergelenkes gesehen zu haben, die mit allen Symptomen einer akuten Gelenkentzündung (Rötung, Schwellung, Bewegungshemmung, Temperatur bis 39 Grad, und dem Bild einer schweren akuten Erkrankung mit Schüttelfrösten und hochgradiger Leukozytose) einherging. Hingegen habe ich kaum jemals eine ,,rheumatische" Arthritis ausschließlich *eines* Schultergelenkes gesehen, während die akute oder chronische Schultergelenkentzündung im Rahmen einer Polyarthritis – welcher Genese immer – bekanntlich durchaus nicht selten ist. Ein wichtiges lokales Unterscheidungsmerkmal ist dann oft die ,,hypaesthetische Zone", die für die Bursitis charakteristisch ist. Auch ist der Schmerz bei der Bursitis vor allem auf die Bursa beschränkt, während der Druckschmerz etwa im Bereich der Achselhöhle entschieden häufiger für eine Erkrankung des Gelenkes spricht. Für die Diagnose ,,chronische Polyarthritis" wird vor allem die multilokuläre Lokalisation, aber natürlich auch die übrigen Symptome der chronischen Gelenksentzündung (hohe Senkung, Ankylosierungstendenz usw.) eindeutig sprechen.

Schwieriger ist oft die Diagnose einer *schmerzbedingten Versteifung* aus nichtentzündlicher Ursache, etwa infolge einer *Arthrose des Schulter-* oder *Acromioclavicular-gelenkes* oder, was noch häufiger ist, einer in die Schulter einstrahlenden Neuralgie infolge einer *Spondylose der unteren Halswirbel*. Bei der ungeheuren Häufigkeit solcher ,,spondylogener" Ausstrahlungsschmerzen müssen wir uns hier aus differentialdiagnostischen Gründen etwas eingehender mit ihren Ursachen befassen. Da das Schultergelenk und ebenso die das Gelenk begleitenden Bursen von den Segmenten C 4–C 7 sensibel versorgt werden, kann alles, was in diesen Nervenanteilen Schmerzen verursacht, einen Krankheitsprozeß der Schulter oder ihrer Anhangsorgane (Bursen, Sehnen usw.) vortäuschen, in die sie sensibel einstrahlen.

So kann eine Diskopathie, eine Schmorl'sche Hernie, eine Spondylopathie welcher Art immer, weitaus am häufigsten aber eine Osteochondrose im unteren Teil der Halswirbelsäule einen „spondylogenen" Schmerzzustand in den genannten Organen verursachen und eine Verwechslung mit Bursitiden der Schultergegend bewirken. Für einen Prozeß der Bursen wird vor allem eine umschriebene Druck- und Spontanschmerzhaftigkeit der Gegend der Bursa subdeltoidea mit der zugehörigen hypaesthetischen Zone sprechen, das Röntgenbild wird in den meisten Fällen die Diagnose durch den Nachweis von Kalkeinlagerungen bestätigen.

Hingegen *fehlen* bei der Bursitis ohne gleichzeitig bestehende Spondylopathie der unteren Halswirbelsäule die (schon 1939 von mir beschriebenen) typischen Symptome der Halswirbelspondylose:

der positive *Beuge-Drehversuch*: Schmerzangabe beim Drehen des extrem nach vorne gebeugten Schädels. Deutung: ventrale Randschäden;

der positive *Streck-Drehversuch*: Schmerzangabe beim Drehen des extrem nach hinten gestreckten Schädels. Deutung: dorsale Randschäden und

die beiden *Neige-Drehversuche*: Schmerzangabe beim Drehen des nach rechts bzw. links extrem geneigten Schädels. Deutung: Randschäden an der seitengleichen Wirbelkörperseite bzw. in den Gelenkflächen des seitengleichen Zwischenwirbelgelenkes.

Auch der Klopfschmerz der unteren Halswirbel deutet schon mit einiger Sicherheit auf Veränderungen dieser Wirbelabschnitte hin. Gesichert wird die klinische Diagnose durch einwandfreie röntgenologische Befunde. Offenkundig ist es auch heute noch viel zu wenig zur Selbstverständlichkeit geworden, daß bei *jedem* Schulterhemmungsprozeß eine Röntgenaufnahme nicht nur der Schulter- und Acromioclavikulargelenke, sondern auch der Halswirbel durchgeführt wird. Die enorme Anzahl von spondylogenen Schultergelenksneuralgien würden dann auch von den viel selteneren, aber praktisch so wichtigen Fällen von Bursitis subdeltoidea und anderen in oder um die Schulter gelegenen Prozessen unterschieden werden, statt in dem verwirrenden und unklaren Begriff „Periarthritis humeroscapularis" unterzugehen.

Wenn GUTZEIT und REISCHAUER in der Osteochondrose die alleinige Ursache der „Periarthritis humeroscapularis" sehen wollen, dann ist dazu zunächst zu sagen, daß es aus Gründen der Sprachlogik wohl nicht angeht, einen nichtentzündlichen Prozeß als „Periarthritis" zu bezeichnen und noch dazu damit die untere Halswirbelsäule zu meinen. Das wäre kaum erwähnenswert, wenn es sich nicht offenbar sehr allgemein eingebürgert hätte, diese unklare Bezeichnung für die verschiedensten Begriffe zu verwenden, worauf im einzelnen gar nicht eingegangen werden soll.

FÄHNDRICH berichtet über 128 Fälle von „Periarthritis humeroscapularis", bei welchen 13 Fälle auf ein eindeutiges Trauma und 45 auf Veränderungen der Halswirbelsäule zurückzuführen waren. Nach IDELBERGER waren 60% der Fälle von P.h.sc. an röntgenologisch nachgewiesenen Spondylosen der Halswirbelsäule erkrankt, bei 15% war die Halswirbellordose aufgehoben, 25% waren ohne Röntgenbefund. Nach EDSTRÖM handelte es sich am häufigsten um eine echte rheumatische Affektion; nach GARDEMIN um die lokale Erkrankung eines allgemeinen hyperergisch-rheumatischen Prozesses.

Von den zahlreichen Arbeiten über die „Periarthritis humeroscapularis" (P.h.sc.) seien nur einige erwähnt: E. WIEDAU sagt zwar, daß es sich nicht um eine Entzündung, sondern um degenerative Vorgänge infolge von Zirkulationsstörungen auf neurotrophischer Grundlage handelt. Der Name sei jedoch trotzdem beizubehalten. W. WETTREICH verweist darauf, daß es im Bereich des Schultergelenkes zu zahlreichen Tendinitiden und Bursitiden kommen könne, gegen die er außer Ruhigstellung, Eisbeutel, Prednison auch physikalische Therapie rät. Bei Verkalkungen verbindet er Übungen mit Infiltrationen, UKW und Ultraschall. Sehr eingehend befaßt sich auch der Arbeitskreis um F. COSTE mit der schmerzhaften Schulter und ihren zahlreichen Ursachen. Erstaunlich ist, daß die Vorstellung, Ruhigstellung sei für die „P.h.sc." günstig, anscheinend auch heute noch unvermindert besteht. So empfiehlt W. DORN bei der „P.h.sc." wenigstens für „zunächst" eine Ruhigstellung des Schultergelenkes. EINAUDI fand unter 600 Fällen von Lungentuberkulose 16% mit schmerzhafter Versteifung der Schulter und 1% mit dem Schulter-Hand-Syndrom, wobei für die Versteifung Schwere und Dauer des Lungenprozesses sowie das Alter des Patienten maßgebend zu sein scheint.

Nach DAHMEN liegt das Durchschnittsalter bei beiden Geschlechtern bei 40 Jahren. Bei 268 Fällen ergab sich eine vorwiegend linksseitige Lokalisation. A. LAW hält bei der akuten Form der „frozen shoulder" die Ruhigstellung, bei der chronischen Form die Wärme-, Massage- und Übungstherapie, eventuell mit passiver Beweglichmachung durch Novocainanaesthesie für das Gegebene.

Dabei sagt schon SCHAER (1936) ganz richtig, daß die „P.h.sc." durchaus keine einheitliche Diagnose ist, sondern die Zusammenfassung derjenigen mit Bewegungseinschränkung (rechtsseitig: 48 M., 48 Fr., linksseitig 79 M., 76 Fr.!) im Schultergelenk einhergehenden Affektion, die ihren Sitz im periartikulären Gewebe haben, und deren Entstehung weder auf bestimmte Infektionserreger zurückzuführen ist, sondern die scheinbar teils spontan, teils im Anschluß an unspezifische Erkrankungen fernabliegender Organe oder als Folge von Traumen im Schultergelenk auftreten. Er führt dann die einzelnen Erkrankungsformen an, die Ruhesperre und Ruhesteife, die Erkrankung der Supraspinatussehne, die „Pseudobursitis calcarea", Apophysenerkrankungen und Arthrosis deformans des Sulcus intertubercularis und des Acromioclaviculargelenkes. Nach CODMAN ist der isolierte Abriß der Supraspinatussehne die häufigste Schulterverletzung; nach SCHAER reißt jedoch nur die krankhaft veränderte Sehne ab.

Was die Häufigkeit der Kalkeinlagerungen betrifft, so werden genauere Angaben gemacht: von DICKSON und CROSBY fanden sich bei 200 „periarthritischen" Schultern 36,5 % positive Röntgenbefunde, nach BÖSWORTH bei einer Reihenuntersuchung an 6061 Erwachsenen 2,7 % positive Röntgenbefunde. Nicht uninteressant ist die Angabe von NAVA, COSTE e. a., wonach 54 % der Fälle von Schulterschmerzen als Folge einer Bursitis, 29 % als Folge einer cervicobrachialen Neuralgie, 6 % als Osteoarthritis des A.cl.gelenkes, 1 % des Schultergelenkes, 2 % des Schulter-Handsyndroms usw. angesehen werden.

Zusammenfassend läßt sich sagen, daß es durchaus möglich ist, in den unklaren und diffusen Begriff der P.h.sc. Klarheit zu bringen und daß es vor allem in fast allen Fällen möglich ist, die Diagnose „Bursitis", meist subdeltoidea bzw. subacromialis, zu stellen, vor allem dort, wo eine entsprechende Kalkeinlagerung und „hypaesthetische" Zone für eine Bursitis spricht. Am schwierigsten scheint mir die Abgrenzung gegenüber einer Kalkeinlagerung in der Supraspinatussehne zu sein, die meist nur nach der Form des Kalkschattens und daher gelegentlich gar nicht zu treffen gelingt. Dabei müssen wir uns stets bewußt sein, daß eine Kombination von Sehnenverkalkung und – durch sekundäre Kalzifizierung endotraumatisch erfolgter – Bursitis calcarea nicht zu den Seltenheiten gehört, wenn sie auch sicher nicht so häufig sein dürfte, wie SCHAER u. a. seinerzeit angenommen haben. Doch sind wir nicht in der Lage, diese oder jene Annahme zahlenmäßig zu belegen. Trotzdem ist für die Diagnose der „Bursitis calcarea" der Schulterregion meist das führende Symptom die Kalkeinlagerung: Art und Ort der Kalkschollen sind dabei maßgebend. Vor allem sei erwähnt, welche Art von Verkalkungen zugunsten der Diagnose einer Supraspinatussehnenverkalkung spricht: Entweder hängen sie im oberen Abschnitt des Tuberculum majus humeri direkt mit dem Knochen zusammen und sind dann eben als *Ansatzverkalkungen* oder *Sporne* zu bezeichnen, oder sie begleiten und erfüllen die Sehne strichförmig; es ist dann nicht ohne weiteres zu entscheiden, ob diese Kalkstriche im Peritendinum, in der Sehne selbst oder in beiden liegen. Schließlich können aber auch rundliche kalkdichte Gebilde in der Sehne liegen, die sich von echten Bursolithen kaum unterscheiden lassen. Echte differentialdiagnostische Schwierigkeiten werden sich offenbar nur bei dieser letzten Gruppe ergeben. Die therapeutische Möglichkeit Kalkeinlagerungen zu liquidieren, spricht jedenfalls zugunsten der Annahme einer Schleimbeutelverkalkung.

Die „unspezifische" Bursitis der Ellbogenregion

So häufig die Bursitiden der Ellbogengegend bei echten „rheumatischen" Entzündungen sind, so selten treten sie als „unspezifische" Entzündungen auf. Wir unterscheiden dabei – und diese Unterscheidung sei gleich für die „rheumatischen" Bursitiden dieser Region gemacht:

1. Eine Entzündung in der Bursa *bicipito-radialis*, die so liegt, daß der Bizepsansatz hinten an der Tuberositas radii, vorne von der Knochenfacette geschieden wird. Aufgabe der Bursa ist es, die Sehne des M. bizeps bei Supination vom Knochen abzuheben.

2. Die *Bursa cubitalis interosea* schaltet sich zwischen die Sehne des Bizeps und die Ulna ein.

3. Die *Bursa subcutanea olecrani* ist zwischen Haut und Olecranon gelegen. Ihre sackartige Erweiterung kennen wir nicht nur von der „rheumatischen Bursitis olecrani", wie sie meist kurz genannt wird, sondern wir sehen sie gelegentlich – manchmal auch hygromartig voluminös – bei Leuten, die viel Stemmarbeit zu leisten haben.

4. Eine *Bursa intertendinea* findet sich oft ein den Sehnenfasern des Olecranons.

5. Eine *Bursa subtendinea olecrani* liegt zwischen Olecranon und Trizepssehne.

Bei Fall Edith Sch., auf den ich als seltenen und eklatanten Fall einer „unspezifischen" Polybursitis noch genauer zu sprechen kommen werde (s. S. 84), fand sich in der Gegend des linken ulnaren Epicodylus eine Bursitis calcarea, die ursprünglich als „Peritendinitis calcarea" bezeichnet wurde, die ich aber als „Bursitis subcutanea epicondyli medialis" auffassen möchte. Auch hier befand sich eine typische hypaesthetische Insel. Mehrmals konnte ich isolierte „unspezifische" Bursitiden in der Bursa bicipitoradialis beobachten.

Bei 3 Fällen fand ich „unspezifische" Bursitiden der Bursa subcutanea olecrani. Die Ursache war offenbar Überbeanspruchung: Es handelte sich um zwei Straßenarbeiter und einen Stemmer. Dabei waren die bohnen- bis nußgroßen Bursen in keiner Weise druckschmerzhaft, so daß dabei eher an eine Mehrbildung von Sekret als an eine echte Entzündung zu denken war.

Die „unspezifische" Bursitis der Handwurzel

Unter den acht Handwurzelknochen kommt nur einer, nämlich das Erbsenbein (os pisiforme) als Ort einer Bursitis in Betracht. Dabei handelt es sich bekanntlich um einen kleinen zylindrischen Knochen, an dessen Volarfläche distal die Sehne des M. flexor carpi ulnaris ansetzt. Zwischen diese Sehne und das Erbsenbein ist nun eine Bursa m. *flexoris carpi ulnaris* eingeschoben, die bei zwei meiner Fälle eine Bursitis calcarea zeigte: bei einem dritten Fall war der kleine

Bezirk über dem Erbsenbein nur druckschmerzhaft und – ebenso wie bei den beiden anderen Fällen – deutlich hypaesthetisch, so daß es naheliegend war, auch hier eine Bursitis (wenn auch nicht mit Kalkeinlagerung) anzunehmen.

Fall Martha Fa., 33 J., Haushalt. Vor einem halben Jahr Prellung der linken Hand; seither zeitweise Schmerzen über dem Hypothenar. In den letzten Tagen zunehmende Heftigkeit dieser Beschwerden.

Handgelenk links: 70/85 Grad beweglich, Extension schmerzhaft. Leichte Hypaesthesie und deutlicher Druckschmerz im Bereich des Hypothenar, vor allem über dem os pisiforme.

Röntgen: Zwei etwas überhanfkorngroße Verkalkungen volar über dem Erbsenbein links (s. Abb. 11).

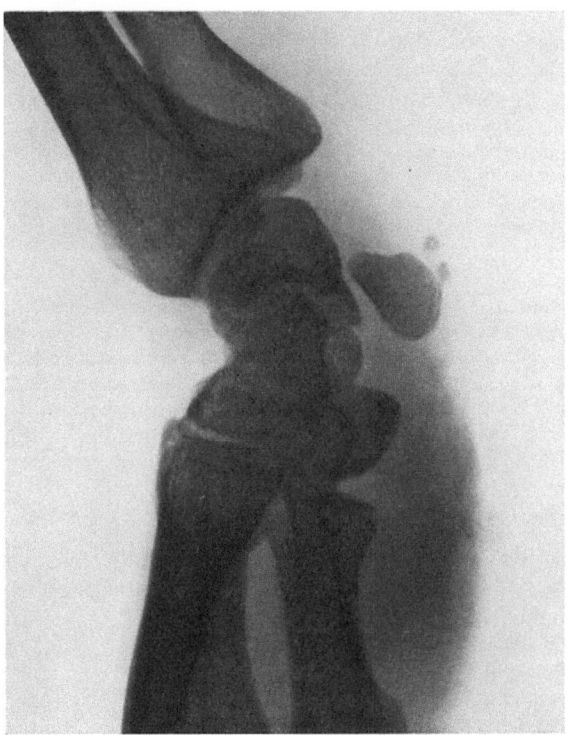

Abb. 11. Zwei kleine Bursolithen in der Bursa m. flexoris carpi ulnaris

Diagnose: *Bursitis m. flexoris carpi ulnaris.*
Therapie: 21. bis 29. I. 1953. Nach drei Infiltrationen mit 5 ccm einer 1%igen Novocain-Kochsalzlösung völlige und dauernde Erscheinungsfreiheit.

Die Bursitis über dem os pisiforme ist meines Wissens in der Literatur noch nie beschrieben worden und dürfte daher von besonderem Interesse sein.

Die „unspezifische" Bursitis der Finger

Zwei Arten von Bursen finden sich an der Dorsalseite der Finger:
1. Die *Bursae inter-metacarpo-phalangicae*, die zwischen den Grundgelenken der vier dreigliedrigen Finger an den Endsehnen der M. interossei gelegen sind. Eine Bursitis „intermetaphalangea" wurde von SCHAER beschrieben, worunter offenbar eine Entzündung eines derartigen Schleimbeutels gemeint ist. Ich selbst habe eine derartige Bursitis bisher nicht beobachtet.

    2. Die *Bursae subcutaneae digitorum dorsales*, die an der Streckseite aller proximalen Fingergelenke gelegen sind, können, wie ich an einem eigenen Fall beobachten konnte, auch kalzifizierende Bursitiden hervorbringen.

Fall Johanna Ti., 27 J., Assistentin. Seit etwa drei Wochen zunehmende Verdickung und Schmerzhaftigkeit des Fingermittelgelenkes am 3. Finger links, und zwar an der Stelle, die beim häufigen Tragen eines Sterilisationskapses oft belastet wurde.

Röntgen (s. Abb. 12): Erbsengroße Kalkeinlagerung im Bereich der Bursa subcutanea digitorum dorsalis. Senkung im Mittel nach Westergren 23; Hyperthyreose (GU plus 22%). Leukocyten 4.850, stabkernige 6, neutrophile 47, Lymphozyten 47%. Weltmannsche Koagulation I–VIII, Cholesterin 120, Calcium 13,2, Kalium 20,7; leichte Anaemie.

Diagnose: *Primär-chronische Bursitis sucutanea digitorum dorsalis*.

Therapie: 6. bis 17. IV. 1948: nach vier Röntgenbestrahlungen ist der Bursolith völlig verschwunden und die Patientin dauernd beschwerdefrei.

Die „unspezifische" Bursitis des Beckens, des Kreuz- und Steißbeines

Schleimbeutel über dem Tuber ossis ischii sind nicht konstant und liegen, wenn sie vorhanden sind, oberhalb der wirklichen Sitzstelle. Dabei unterscheiden wir:
1. die *Bursa subcutanea ischiadica* und
2. die *Bursa m. bicipitis femoris superior*.

Über der Kreuz- und Steißbeingegend kommen nicht konstant vor:
1. die *Bursa subcutanea sacralis* über den Kreuzbeinhörnern und
2. die *Bursa (subcutanea) coccygea* über den Cornua coccygea, die beim Sitzen unter der belasteten Haut liegen.

Über die Erkrankungsmöglichkeit dieser Bursen sind wir offenkundig zu wenig unterrichtet, es muß jedoch sicher an eine mögliche Entzündung gedacht werden, wenn Patienten über Sitzschmerzen klagen.

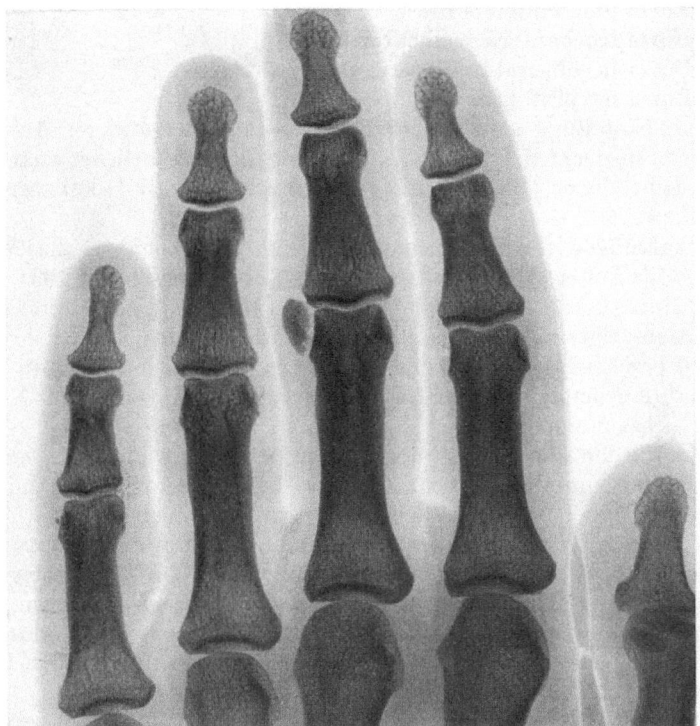

Abb. 12. Erbsengroße Kalkeinlagerung in der Bursa subcutanea digitorum dorsalis des dritten Fingers

Ein besonders großer und konstanter Schleimbeutel ist die *Bursa m. obturatoris interni*, der das Gleiten der bereits sehnig gewordenen Unterfläche des M. obturator internus auf dem Knochen ermöglicht. Auch in dieser auffallend geräumigen Bursa wurde noch nie ein krankhafter Prozeß nachgewiesen. Wahrscheinlich wird auch dieser Lokalisation mehr Aufmerksamkeit geschenkt werden müssen.

Die „unspezifische" Bursitis der Hüft- und Trochanterregion

In dieser Gegend gibt es (nach H. O. Schumann) ungefähr 20 Schleimbeutel, zum Teil variable, von denen einige ärztlich ohne Bedeutung sind. Die wichtigsten Bursen in diesem Gebiet heißen:
1. Bursa iliopectinea
2. Bursa iliaca subtendinea
3. Bursa trochanterica m. glutaei maximi
4. Bursa trochanterica m. glutaei medi

5. Bursa trochanterica m. glutaei minimi
6. Bursa glutaeo-femoralis
7. Bursa trochanterica subcutanea
8. Bursa m. obturatoris interni
9. Bursa m. piriformis.

Diese Einteilung geht nicht vollständig mit der anderer Autoren konform, sie deckt sich jedoch mit den Angaben wesentlicher anatomischer Lehrbücher (BRAUS-ELZE, SIEGLBAUER, TOLDT-HOCHSTETTER, TANDLER).

Verkalkungen von Bursen in der Gegend des Trochanter major beschrieb als erster J. M. BERRY (1916). LECOCQ beschrieb 1931 eine akute Bursitis calcarea in der Gegend des rechten Trochanters. Eine Operation zeigte zwei mit Kalksalzen erfüllte Räume.

1940 beschrieb ich selbst eine Reihe von Bursitiden der Hüft- und Trochantergegend, zu deren Behandlung ich Infiltrationen mit Novocain-Kochsalz empfahl.

1941 wurden von SCHEIN und LEHMANN mehrere Fälle von akuter „trochanteric bursitis with calcification" beschrieben. Als Behandlung wurde auch hier bereits 2%iges Novocain empfohlen!

Interessant ist die Angabe von GOLDENBERGER und LEVENTHAL (1946), nach welcher 5.4% aller Patienten über dem 50. Lebensjahr „periartikuläre" Kalkschatten in der Trochantergegend zeigen. Die Lokalisation entsprach offenbar entweder der Sehne des M. glutaeus medius oder einer Stelle zwischen dieser Sehne und dem großen Rollhöcker oder auch der Unterfläche des M. glutaeus medius.

Mein *eigenes* Krankengut umfaßt 101 Fälle, davon 34 Männer und 67 Frauen, die an Bursitiden in der Hüft- und Trochantergegend erkrankt waren. 29 Fälle waren akut erkrankt, 66 Fälle chronisch; nur 5 Frauen hatten einen rezidivierenden Verlauf. Die Erkrankung ist bei Frauen weit häufiger als bei Männern (ungefähr $^2/_3$ der Fälle waren weiblich).

Was die Lokalisation der erkrankten Bursen betrifft, so waren besonders bevorzugte Stellen:

1. Die *Bursa iliopectinea*. Es handelt sich um eine große Bursa zwischen der Sehne des M. psoas major und dem Knochen. Im Falle ihrer Erkrankung ist das Vorheben des Beines schmerzhaft und eingeschränkt, so daß von einem positiven Lasègue gesprochen werden kann.

Fall Hilde R., 54 J., Filialleiterin. Vor drei Jahren akute Ischias links. Vor 8–10 Tagen wieder ähnliche Schmerzen, die vor allem auch an der Innenseite des Oberschenkels zu spüren sind.
Lasègue links bei 40 Grad positiv. Patellar-SR links fehlend, rechts lebhaft, ebenso der Achilles-SR. Druckschmerz einerseits über der Außen-

seite des Trochanter major links, andererseits über den Adduktoren des linken Oberschenkels. Hypaesthesie im Bereich dieser Stellen.

Röntgen (s. Abb. 13): Knapp neben dem Trochanter major sieht man in den Weichteilen in verschiedener Höhe zwei hanfkorngroße Kalkschatten. Ein fast nußgroßer inhomogener Kalkschatten projiziert sich in die Weichteile der Adduktoren des linken Oberschenkels. Senkung im Mittel nach Westergren 23,5.

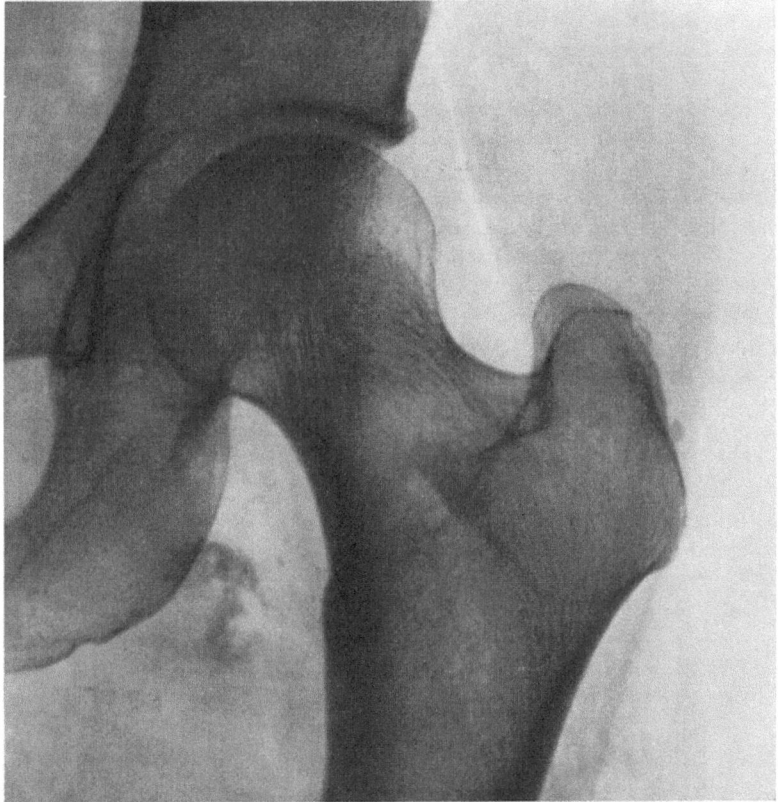

Abb. 13. Fast nußgroßer Kalkschatten in der Bursa iliopectinea. Kleine Bursolithen lateral vom Trochanter major

Diagnose: *Bursitis iliopectinea* und *trochanterica m. glutaei maximi und medii*.

Therapie: 18. I. bis 1. III. 1955. Nach 10 Infiltrationsbehandlungen (60 bis 80 ccm der ½%igen Novocain-Kochsalzlösung) und jedesmal eine Ampulle Butazolidin auf die Gegenseite sind die Beschwerden wesentlich zurückgegangen.

2. Die *Bursa subtendinea*, die am Ansatz des M. ileopsoas am Trochanter minor gelegen ist und deren Erkrankung (von mir bisher nicht selbst beobachtet) die seitliche Abbiegung der Lendenwirbelsäule bei fixiertem Bein hemmen würde.

Von viel größerer Bedeutung sind die *Bursen in der Region des Trochanter major*. Sie sind – entsprechend dem Ansatz ihrer Sehnen – über der Spitze des Trochanters, an seiner Innenfläche (Fossa trochanterica) und besonders an seiner Außenfläche gelegen. Die unspezifische Entzündung dieser Bursen ist schon deshalb von großer Bedeutung, weil sie fast ständig übersehen oder nicht richtig diagnostiziert wird.

Verhältnismäßig häufig ist erkrankt:

3. Die *Bursa trochanterica m. glutaei maximi*, die unter der Sehnenkappe liegt, mit welcher der M. glutaeus maximus und der Tractus iliotibialis Maissiati den großen Rollhöcker umfaßt. Die sehr geräumige mehrfächerige Bursa geht auf die Ursprungssehne des M. vastus lateralis über. Ihre Funktion ist es, das Gleiten der Sehne auf dem Trochanter major möglichst reibungslos zu machen und bei Belastung (z. B. Liegen auf harter Unterlage) den Druck auf Haut und Knochen zu mildern.

Die Symptome einer akuten Entzündung dieser Bursa sind: Schwellung, Rötung, Temperaturerhöhung sowie ein umschriebener aber ziemlich ausgebreiteter Druckschmerz über einer gleichzeitig hypaesthetischen Zone. Die Bewegungen des Hüftgelenkes sind dabei einigermaßen eingeschränkt. Bei der Bursa der Sehne des M. glutaeus maximus ist sie dadurch gekennzeichnet, daß beim Gang auf der schiefen Ebene, beim Stiegensteigen oder beim Aufrichten vom Sitzen diese Bursa beansprucht wird.

Fall Camillo Tha., (s. auch S. 84), 58 J., Gutsbesitzer. Vier Wochen vor Beginn der Behandlung ein Autounfall mit Sturz auf die linke Hüfte. Einige Tage später heftiger Schmerz beim Liegen auf der linken Seite und besonders bei dem Versuch einer Wärmetherapie. Starker Raucher. Sport: Reiten, Touristik.

Lasègue links negativ. Hüftgelenk links seitlich bis 50, vorne bis 60 Grad schmerzhaft beweglich. Patellar-SR seitengleich, lebhaft, Achilles-SR links fehlend, rechts normal. Heftiger Druckschmerz unterhalb der Spitze des Trochanter major mit hypaesthetischer, etwa Zweischillingstück großer Hautinsel. RR 155/70.

Röntgen (s. Abb. 14): Bursolith der Bursa trochanterica m. glutaei maximi, 2,5 cm lang, 0,5 cm breit. Arthrose der Sacroiliacal- und Hüftgelenke. Senkung im Mittel nach Westergren 13,5.

Diagnose: *Bursitis trochanterica m. glutaei maximi* links. Neuritis ischiadica links.

Therapie: 21. XII. bis 30. XII. 1953: nach fünf Infiltrationen (je 40 ccm der ½%igen Novocain-Kochsalzlösung) und je einer Ampulle

A. Die Schleimbeutelentzündung (Bursitis)

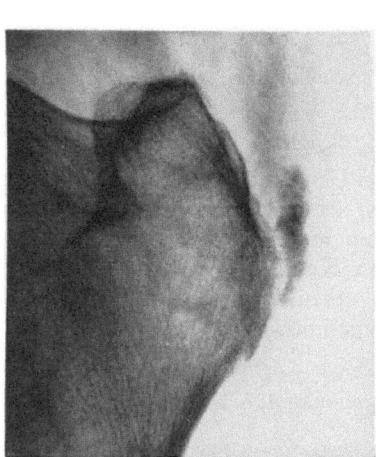
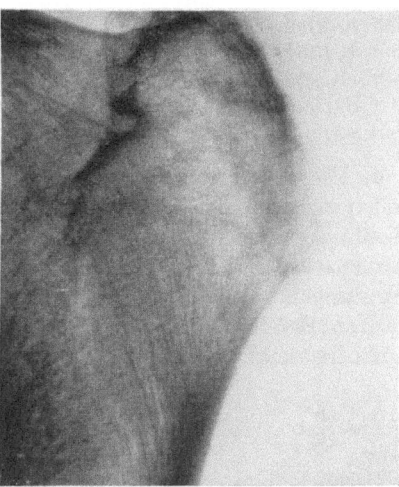

Abb. 14. Großer Bursolith in der Bursa trochanterica m. glutaei maximi
Abb. 15. Derselbe Fall wie Abb. 14 nach acht Novocaininfiltrationen; der Bursolith ist fast völlig verschwunden

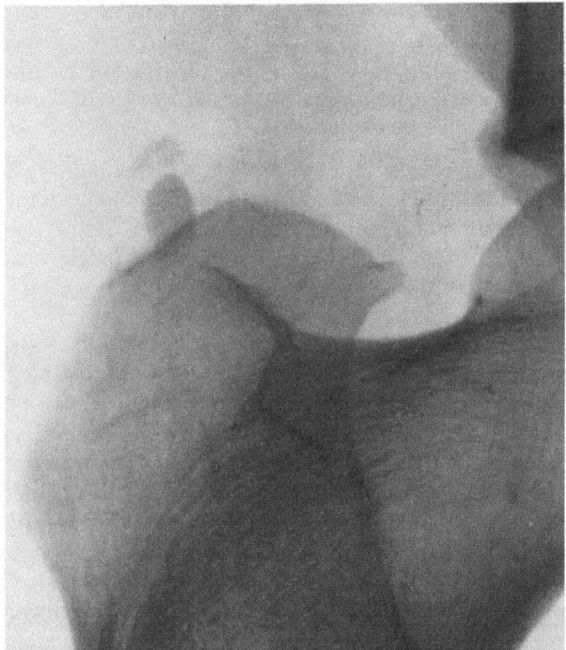

Abb. 16. Zwei Bursolithen in der Bursa trochanterica m. glutaei medii

Irgapyrin (Gegenseite) ist der große Bursolith laut Röntgenbild wesentlich verkleinert und wolkig aufgelockert.

8. I. 1954. Nach drei weiteren derartigen Behandlungen zeigt der Röntgenbefund, daß der Bursolith fast spurlos verschwunden ist (s. Abb. 15). Der Patient ist beschwerdefrei, bis 1958 wieder eine akute Bursitis, diesmal subdeltoidea auftrat (s. S. 84).

4. Die *Bursa trochanterica m. glutaei medii* ist in ein oder zwei Anteilen zwischen der Sehne des mittleren Gesäßmuskels und dem großen Rollhöcker gelegen. Der Ansatz der Sehne erstreckt sich an der Außenseite des Trochanters bis knapp unter seine Spitze. Bei Entzündungen dieser Bursa kann es zu Kalkeinlagerungen in diesem ganzen Bereich kommen. Über dem erkrankten Gebiet findet sich auch hier eine charakteristische hypaesthetische Hautinsel.

Fall Josef Kra., 47 J., Kaufmann. Vor drei Tagen traten plötzlich Schmerzen im Gebiet des rechten Hüftgelenks auf. Bisher ohne Behandlung.

Hüftgelenk rechts nur bis 20 Grad abduzierbar. Oberhalb des Trochanter major eine umschriebene, äußerst druckschmerzhafte Stelle.

Röntgen (s. Abb. 16): Kranial vom Trochanter major findet sich ein kaffeebohnengroßer und darüber ein etwas kleinerer homogener Kalkschatten. An der Trochanterspitze (Piriformisansatz) eine kleine Exostose.

Diagnose: *Bursitis trochanterica m. glutaei medii*.

Therapie: 3. April 1947. Nach einer Infiltration in die Gegend des Druckschmerzes (mit 40 ccm einer $\frac{1}{2}\%$igen Novokain-Kochsalzlösung ist der Patient dauernd erscheinungsfrei.

5. Die *Bursa trochanterica m. glutaei minimi* liegt fast immer zwischen der Sehne dieses Muskels und dem Trochanter major. Obwohl der Ansatz dieser Sehne leicht medial von der Sehne des M. glutaeus medius liegt, kann nicht immer leicht entschieden werden, ob eine Kalkeinlagerung in der Bursa des mittleren oder kleinen Glutaealmuskels gelegen ist.

6. Die *Bursa glutaeo-femoralis* liegt – inkonstant – zwischen der Ansatzstelle des M. glutaeus maximus und der Tuberositas glutaeo-femoralis und somit an der Hinterseite des Oberschenkels.

7. Die *Bursa trochanterica subcutanea* liegt – ebenfalls inkonstant – zwischen der Haut und der Sehne des M. glutaeus maximus.

8. Die *Bursa m. obturatoris interni* ist ein kleiner Schleimbeutel, der am Ansatz des M. obturator internus in der muldenförmigen Fossa trochanterica des großen Rollhöckers gelegen ist. Entzündliche Veränderungen, die ich mehrmals in dieser Bursa sah, können eine Hemmung des Auswärtsrollens im Hüftgelenk bewirken.

Fall Anna Ed., 58 J., Haushalt. Seit über fünfzehn Jahren klagt die Patientin über Schmerzen der Oberschenkel. Vor zwei Monaten traten aber zum erstenmal starke Schmerzen im rechten Hüftgelenk auf, die auf physikalische Therapie und Wärmebehandlung stärker wurden.

Adipöse Pyknikerin (92 kg/160 cm), hochgradige Pedes transverso-plano-valgi, starker Klopfschmerz vor allem der unteren Lendenwirbel. Achilles-SR rechts deutlich abgeschwächt, Hüftgelenk rechts oberhalb des Trochanter major deutlich druckschmerzhaft. N. femoralis und medialer Knierand rechts stark druckschmerzhaft.

Röntgen (s. Abb. 17): Ein etwa 1 cm langer, 0,3 cm breiter Kalkstein knapp oberhalb der Fossa trochanterica an der Stelle des Ansatzes des M. obturator internus. Sonst: Schwere Spondylosis lumbalis. Senkung im Mittel nach Westergren 11, Blutzucker 122 mg %.

Diagnose: *Bursitis m. obturatoris interni*, Spondylosis lumbalis.

Therapie: 30. IV. bis 12. V. 1952. Nach vier Infiltrationen (60 ccm einer ½%igen Novocain-Kochsalzlösung) wesentlicher Rückgang der Beschwerden

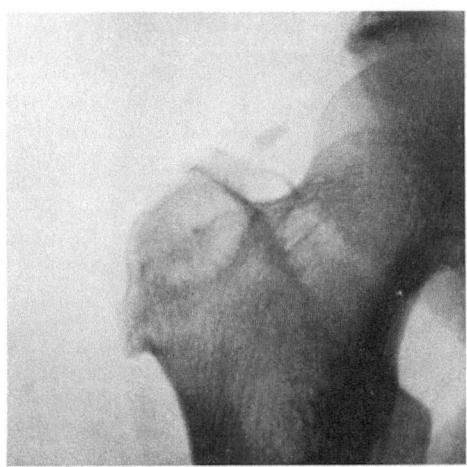

Abb. 17. Bursitis calcarea des M. obturator internus

Unterbrechung der Behandlung aus äußeren Gründen.

9. Die *Bursa m. piriformis*, ein ebenfalls inkonstanter Schleimbeutel, zeigt gar nicht so selten Kalkeinlagerungen, die wegen ihrer Lage direkt über der oberen Spitze des großen Rollhöckers unverkennbar sind. Eine Erkrankung dieser Bursa ist wegen der Beziehung des M. piriformis zum N. ischiadicus oft von großer Bedeutung. Der M. piriformis ist schon wegen seiner Lage praktisch sehr wichtig. Er entspringt seitlich der Kreuzbeinlöcher (II–IV) und tritt im Foramen ischiadicum majus aus dem Becken heraus. Dabei bleibt oberhalb und unterhalb des M. piriformis je ein Spalt, den wir als Foramen suprapiriforme bzw. infrapiriforme bezeichnen. Der N. ischiadicus tritt durch den unterhalb des M. piriformis gelegenen Spalt aus dem Becken aus und liegt daher unmittelbar unter dem Muskel. Nach H. Hoff wird der Nerv durch jede Volumsveränderung des Muskels unmittelbar betroffen. Da nun eine Bursitis m. piriformis einen schmerzbedingten Hypertonus dieses Muskels bewirkt, ist die unmittelbare Folge eine Anspannung des N. ischiadicus im Foramen infrapiriforme. Auf diese Weise löst

die Bursitis m. piriformis eine Irritation des N. ischiadicus aus, die sich eben als Neuritis oder Neuralgia ischiadica sehr schmerzhaft bemerkbar machen kann. Daß eine Bursitis calcarea gar nicht so selten Ursache der ,,Ischias" sein kann, beweisen 12 eigene Fälle. Die Diagnose darf schon mit Rücksicht auf die notwendige besondere Therapie nicht übersehen werden.

Fall Marie Gr., 44 J., Haushalt. Seit sieben Jahren wiederholt ischiasartige Schmerzen vor allem des rechten Beines. Zuletzt seit drei Wochen sehr heftige Schmerzen, die bei genauer Lokalisierung besonders bei der Trochanterspitze wahrnehmbar sind. Hier auch eine engumschriebene ,,hypaesthetische Zone". Nach dem Befund wird schon vor dem Röntgen eine Bursitis des M. piriformis rechts vermutet.

Röntgen (s. Abb. 18): Über der Spitze des rechten Trochanter major eine fast erbsengroße Verkalkung ohne Zusammenhang mit dem Knochen.

Diagnose: *Bursitis m. piriformis* rechts.

Therapie: 13. bis 24. Juni 1955. Nach vier Infiltrationen in die Gegend des Druckschmerzes über der Trochanterspitze rechts vollständig beschwerdefrei. Infiltrierte Menge jeweils 20 ccm von der 1%igen Lösung.

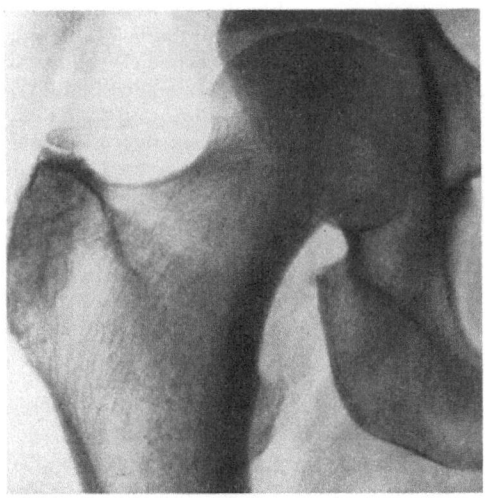

Abb. 18. Erbsengroße Verkalkung in der Bursitis mit piriformis über der Trochanterspitze

Die ,,unspezifische" Bursitis der Kniegelenksgegend

In der Kniegelenksregion kommen bis zu 30 Schleimbeuteln vor, von denen allerdings viele zu klein und bedeutungslos sind, um eine besondere Besprechung zu rechtfertigen. Die Diagnostik dieser Schleimbeutel ist oft besonders schwierig, weil es in der Umgebung des Kniegelenkes kaum jemals zu Kalkeinlagerungen in eine entzündete Bursa kommt. Es ist schwer zu sagen, warum das so ist. Eine Ursache scheint jedenfalls die zu sein, daß die meisten Bursen dieser Gegend mit der Höhle des Kniegelenkes kommunizieren, wodurch es vermutlich nicht zu einer Kalkeinlagerung kommen kann.

Am übersichtlichsten sind fünf konstante Schleimbeutel, deren Beziehung zur Kniescheibe feststeht.

Sie heißen:
1. Bursa suprapatellaris,
2. Bursa praepatellaris subcutanea,
3. Bursa praepatellaris subfascialis,
4. Bursa praepatellaris subtendinea,
5. Bursa infrapatellaris profunda.

ad 1. Die *Bursa suprapatellaris* ist mit dem gleichnamigen Recessus vereinigt, wodurch die Grenze des Kniegelenkes $2-2^{1}/_{2}$ cm über den oberen Rand der Patella reicht. Sie kommuniziert mit der Höhe des Kniegelenks und kann mit einem weiteren Schleimbeutel, der Bursa *suprapatellaris proximalis*, zusammenhängen.

Nur wenn keine Kommunikation mit dem Gelenk besteht, kann es zu einer isolierten Entzündung bzw. Verkalkung der Bursa suprapatellaris kommen.

Fall Paula F., 64 J., Haushalt. Seit 20 Jahren immer wieder fallweise Schmerzen oberhalb der linken Kniescheibe, die seit einem Bruch des inneren Knöchels li. wesentlich stärker sind. Die Patientin kam im November 1958 in meine Behandlung, der Knöchelbruch war 1951. Tonsillen entfernt, Zähne saniert, fünf Bäderkuren zum Teil mit Verschlechterung.

Kniegelenk links von 80 bis 160 Grad beweglich, rechts 50-180 Grad. Deutlicher heftiger Druckschmerz am oberen Rand der linken Patella.

Diagnose: *Bursitis suprapatellaris* links. Senkung im Mittel nach Westergren 9,5 mm.

Therapie: 4 Infiltrationen (5 ccm) der 2%igen Lösung in der Zeit vom 21. XI. 1958 bis zum 29. XII. 1958 und dreimal täglich 5 mg Ultracorten per os. - Seither völlig beschwerdefrei bis jetzt.

ad 2-4. Die *Bursa praepatellaris subcutanea* liegt zwischen Haut und Fascia lata;

Die *Bursa subfascialis* ist zwischen Fascia lata und Rektussehne und
die *Bursa subtendinea* ist zwischen den Fasern der Rektussehne und dem oberen Rand der Patella gelegen.

Die beiden ersten dieser drei Bursen können miteinander im Zusammenhang stehen. Es kommt häufig zu hypertrophierenden Entzündungen, wenn Menschen auf den Knien liegend arbeiten, wie z. B. Scheuerfrauen.

Die akute Bursitis praepatellaris kann eitrig (purulent) werden und unterscheidet sich dadurch von den anderen unspezifischen Entzündungen. Dabei kann es zu einer bohnen- bis mandarinengroßen Vorwölbung kommen.

ad 5. Die *Bursa infrapatellaris profunda* ist ein fast immer isolierter Schleimbeutel, der distal der Patella vom Ligamentum patellae bedeckt ist. In dieser Bursa kann es bei chronischen Entzündungen auch zu Kalkeinlagerungen kommen.

Ferner finden sich an der *Vorderseite* der Kniegegend:
6. Die *Bursa tuberositatis tibiae subcutanea* über der Rauhigkeit des

Schienbeines. Es ist eine praktisch wichtige, weil öfters entzündete Bursa, die mit dem Kniegelenk nicht in Verbindung steht. Sie hat beim Knien bei der aufrechten Haltung den Druck des Körpers mitzutragen.

An der *medialen* Knieseite, im Gebiet des Pes anserinus profundus und superfaszialis, sind entsprechend den Sehnenansätzen:

7. die *Bursa anserina* unter den Sehnen der Mm. gracilis und semitendinosus über dem medialen Condylus tibiae;

8. die *Bursa m. sartorii propria*;

9. die *Bursa m. semitendinosi*;

10. die *Bursa m. semimembranosi*, die meist der größte Schleimbeutel der ganzen Kniegelenksgegend ist;

11. die *Bursa m. gastrocnemii medialis*, die mit der vorher genannten Bursa zusammenhängen kann und mit ihr eine große tiefe ,,Geschwulst" bildet, wenn die beiden Bursen in entzündetem Zustand sind. Häufig (in etwa 50% der Fälle) hängen die beiden Bursen mit der Gelenkshöhle selbst zusammen;

12. die *Bursa m. poplitei* kommuniziert breit mit der Gelenkskapsel, so daß gesonderte Erkrankungen dieser Bursa nicht vorkommen.

An der *lateralen* Kniegelenkseite befinden sich:

13. die *Bursa bicipitalis femoris inferior*. Sie liegt zwischen Wadenbeinköpfchen und Bizepssehne. Ihre Anschwellung übt einen Druck auf den N. fibularis aus und ist deshalb diagnostisch von Bedeutung;

14. die *Bursa ligamenti collateralis tibialis* grenzt das genannte Band gegen die Kapsel zu ab.

Alle diese Bursen können infolge ,,unspezifischer" Reizzustände mit Flüssigkeitsvermehrungen einhergehen. Sie sind dann – entsprechend ihrer Lage – mehr oder weniger deutlich vorgewölbt. Die ,,unspezifischen" Bursitiden der Kniegelenkregion zeigen, wie gesagt, fast niemals Kalkeinlagerungen. Eine Besonderheit finden wir nur in der Bursa praepatellaris subcutanea und subfascialis insofern, als diese Schleimbeutel im Falle ihrer Entzündung häufig eine Vereiterungstendenz zeigen. Daher werden diese Bursen auch am häufigsten operativ entfernt.

Der Häufigkeit nach stehen die ,,unspezifischen" Bursitiden der Kniegelenkgegend in meinem Krankengut an zweiter Stelle (143 Fälle). 34,3% Männer stehen hier 65,7% weiblichen Patienten gegenüber. Auch bei den Schleimbeuteln der Kniegelenkregion ist die Verlaufsform ähnlich wie bei denen der Schulter – und Hüftregion. 31,2% akuten Fällen stehen 65,6% chronischen und 3,2% rezidivierenden Bursitiden gegenüber. Es ist interessant, mit welcher Regelmäßigkeit in allen wichtigen Regionen männliche und weibliche Patienten im gleichen zahlenmäßigen Verhältnis stehen. Ebenso ist das

Verhältnis der Verlaufsformen bei den Regionen Schulter, Hüfte, Knie perzentuell sehr ähnlich (s. Tab. 5 und 6, S. 41 u. 42).

Die „unspezifische" Bursitis der Sprunggelenk-, Mittelfuß- und Zehengegend

Die praktisch wichtigste Bursa dieser Gegend ist zweifellos
1. die *Bursa tendinis calcanei* (oder *Achillis*). Dieser Schleimbeutel liegt zwischen der Achillessehne und dem oberen Rand des Fersenbeines und hat die Aufgabe, die Reibung dieser wichtigen Sehne am Knochenrand zu verhindern. Ohne diese kleine Bursa würde es zwischen der Achillessehne und dem Kalkaneus unvermeidlich zu Reibungsschäden (Abscheuerungen) kommen. Daß sich in meinem eigenen Krankengut nur sechs weibliche und ein männlicher Fall befinden, liegt offenbar daran, daß unter meinen Kranken kaum sportärztliche Fälle vorkommen. BERRY hat diese Bursitis schon 1913 beschrieben.

Fall Hans Pfe., 56 J., Firmeninhaber. Vor einem halben Jahr wurde ein Fersensporn vermutet (links), da der Patient beim Auftreten Schmerzen hatte.
Adipöser Pykniker, 89 kg/173 cm, RR 180/90, Lasègue links bei 30 Grad positiv. Fußpuls links etwas schwächer als rechts. Deutlicher Druckschmerz im ganzen linken Fibularisgebiet, Achilles-SR links nicht auslösbar. Deutlicher Druckschmerz dicht oberhalb des Ansatzes der Achillessehne links.
Röntgen (s. Abb. 19): Hanfkorngroßes Konkrement in der Bursa tendinis calcanei.
Diagnose: *Bursitis tendinis calcanei*. Neuritis ischiadica links.
Therapie: 21. XII. bis 23. XII. 1953. Nach zwei Injektionen mit je 5 ccm der 1%igen Novocain-Kochsalzlösung im Bereich der erkrankten Bursa ist der Druck- und Bewegungsschmerz völlig und dauernd beseitigt.

2. Die *Bursa sinus tarsi* kommt vermutlich viel häufiger vor, als sie beobachtet wird. Sie hat die Aufgabe, eine zu starke Reibung zwischen dem Sprungbein und dem Ligamentum tarsi zu verhindern.
3. Die *Bursa subtendinea tibialis anterior* verhindert Scheuerungsschäden zwischen dem ersten Keilbein und der Ansatzsehne des M. tibialis anterior.
4. Die *Bursae intermetatarso-phalangeae* entsprechen den Mittelhand-Fingerschleimbeuteln und liegen zwischen den Grundgelenken der Zehen. Die Bursa des Hallux ist offenbar nicht selten chronisch entzündet (Schuhdruckschäden).
5. und 6. seien schließlich noch zwei *subkutane Bursae* der *tibialen* bzw. *fibularen Knöchel* genannt, die der Abpolsterung der Malleolargegenden dienen.

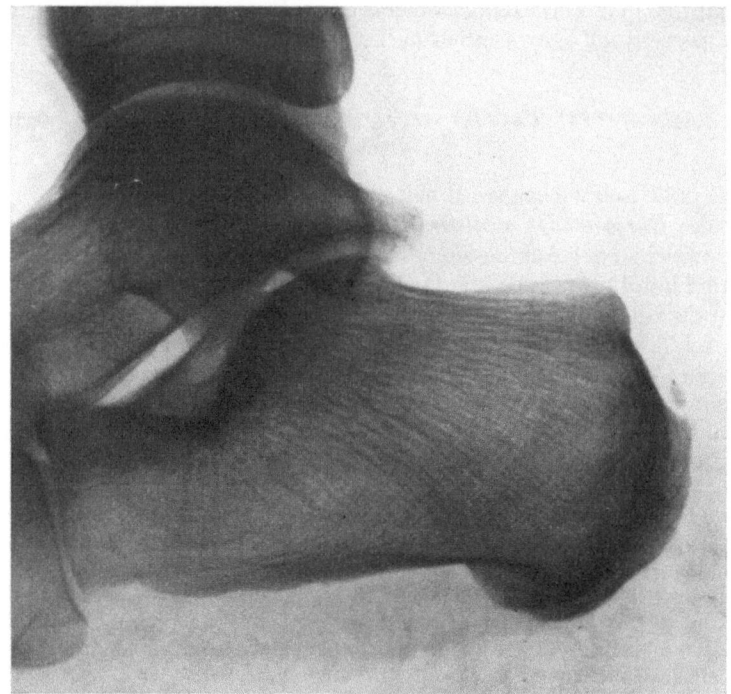

Abb. 19. Kleines Konkrement in der Bursa tendinis Achillei

Sonstige Bursen

Neben den praktisch so wichtigen Bursen der Extremitäten kennen wir noch einige, teilweise nicht paarige Schleimbeutel. Es sind dies die *Bursa praementalis* unter dem Kinnhöcker, an der bisher krankhafte Erscheinungen nicht beobachtet wurden:

1. die *Bursa subcutanaea prominentiae laryngaea*, die – inkonstant – vor dem oberen Teil des Schildknorpels liegt.

Die *Bursen des Kehlkopfes* und zwar

2. die *Bursa m. sternohyoidei*, die beim Mann stärker ausgebildet ist als bei der Frau und aufwärts hinter das Zungenbein reicht;

3. die *Bursa m. thyreohoidei*, die unter dem großen Horn des Zungenbeines auf der Membrana hyothyreoidea liegt.

LOEBEL beschrieb 1941 zwei Fälle einer ,,Bursitis praelaryngealis, bei denen es sich nach H. S. WERN (1951) in Wirklichkeit um Entzündungen der Bursa subcutanea prominentiae larygicae gehandelt haben soll. Beide Male war ein Traume die Ursache; das eine Mal ein Ringkampf, das andere Mal allerdings nur der Druck eines Uniformkragens.

Die *Bursa apicis dentis* des *zweiten Halswirbels (Epistropheus)* liegt unmittelbar über der Spitze des Dens epistrophei und hat die Aufgabe, ihn beim Drehen des Kopfes vor Scheuerungsschäden gegenüber dem Ligamentum alare zu schützen.

i) Die Therapie der „unspezifischen" Bursitis

Sie hat die Aufgabe:

die akute „unspezifische" Bursitis auszuheilen, was fast immer gelingt, wenn die Behandlung rechtzeitig in einer Weise beginnt, wie eine akute Bursitis dies erfordert.

Auch die chronisch gewordene Bursitis kann in den meisten Fällen noch ausgeheilt werden, wenn auch die Behandlung dann oft entschieden länger dauert. Trotzdem läßt sich die *Heilungs*aussicht auch der chronischen Bursitis als durchaus günstig bezeichnen.

Eine weitere Aufgabe wird es oft sein, eine Kalkeinlagerung in der Bursa zu beseitigen, was bei etwa 80% der Fälle gelingt.

Den Schmerz und die Schmerzfolgen zu beseitigen, ist in jedem Falle geboten; schon deshalb, weil die verhängnisvollste Schmerzfolge, die Bewegungshemmung, zu einem Dauerschaden des Gelenkes führen kann.

Für diese Aufgaben stehen uns folgende Wege zur Verfügung:

Die Schmerzstillung

Über die „lindernde Komponente" jeder Schmerzstillung haben wir schon gesprochen. So hat im Grunde jedes analgetische Mittel – ob es nun oral Melabon, Inalgon, Adolorin, Ivalol oder eines der zahlreichen Pyramidon, Salizylate oder Phenacetin enthaltenden Mittel ist, neben der schmerzstillenden auch eine entzündungshemmende Wirkung. In letzter Zeit ist vor allem auch Butazolidin (früher das noch wirksamere Irgapyrin) dazugekommen, und es sind zahllose Arbeiten darüber erschienen. Tatsächlich handelt es sich bei Butazolidin (Irgapyrin) um besonders gute Analgetika mit bestimmten Kontraindikationen: Ulcus ventriculi und duodeni, kardiale Dekompensation, Hypertonie, Leber- und Nierenleiden, haemorrhagische Diathesen, Allergien, die gegen diese Medikamente gerichtet sind. Meiner Erfahrung nach gelingt es aber im allgemeinen kaum, mit den genannten Algeticis allein eine Bursitis – sei sie nun akut oder chronisch — zur Abheilung zu bringen. Als schmerzstillende Zutaten sind die genannten Analgetika jedoch sehr gut verwendbar.

Die Anaesthesiebehandlung

Sie ist zweifellos heute die erfolgreichste, wirksamste und rascheste Behandlungsweise der „unspezifischen" Bursitis. Geschichte und Wesen der Anaesthesiebehandlung habe ich*) eingehend beschrieben. Sie wurde von C. L. Schleich (1898) entdeckt und zwar gewissermaßen als Nebenergebnis seiner Bemühung um eine lokalanaesthetische Operationsmöglichkeit. Es soll hier nur soviel angeführt werden, als für die Anaesthesiebehandlung der Bursitis wichtig ist.

Als erster wandte R. Sievers (1914) Novocaininjektionen zur Behandlung der „Periarthritis humeroscapularis" in der Gegend des Tuberculum majus an und hatte dabei gute Erfolge. Högler empfahl (1918) Novocaininjektionen gegen Schleimbeutelentzündungen. Außerdem verwendete er mit Erfolg Radiumbestrahlungen und Milchinjektionen. Nach Bloch und Nauta wurde bei Novocaininjektionen der Schultergegend einmal milchigtrüber flüssiger Kalk punktiert, worauf der Kalkschatten „in der Bursa" röntgenologisch nicht mehr nachweisbar war. In ähnlicher Weise konnte auch *ich* (1943) eine weiße Flüssigkeit aus der Bursa subdeltoidea punktieren.

1938 berichteten Falta und *ich* über mehrere mit Novocain-Kochsalz-Infiltrationen behandelte Bursitiden, die wir zur Abheilung bringen konnten.

Ich will kurz zusammenfassen, welche Faktoren meiner Ansicht nach die Wirkung des Novocains hervorrufen:

Die Anaesthesie beseitigt den Schmerz;
sie hemmt die Entzündungsvorgänge;
sie löst den Hartspann (Hypertonus) der Muskulatur;
sie wirkt gefäßerweiternd;
sie wirkt der depolarisierenden Wirkung des Nerven entgegen und
sie begrenzt die Ausdehnung des Schmerzes im örtlichen Sinne der Ausbreitung und im zeitlichen Sinne des Anhaltens.

Überdies sind diese Wirkungen, bezüglich deren eingehender Begründung ich auf mein Buch verweise, dadurch miteinander verkettet, daß sie zu ihren Ursachen im Verhältnis der fördernden Wechselwirkung stehen. Ich habe diese gegenseitige Wechselwirkung als *Spirale* bezeichnet.

Die Anwendungen der Novocainlösungen können bei der Bursitis erfolgen:

örtlich a) intrabursal oder b) in die Umgebung des erkrankten Schleimbeutels;

durch Leitungsanaesthesie
an die den Schleimbeutel versorgenden sensiblen Nerven,
an das zugehörige Ganglion;
(allenfalls) intravasal.

Praktisch kommt bei der „unspezifischen" Bursitis fast ausnahmslos die Infiltration der Umgebung des erkrankten Schleimbeutels

---

*) Fenz, E., Behandlung rheumatologischer Erkrankungen durch Anaesthesie. (Der Rheumatismus, Bd. 20) 4. Aufl. (Darmstadt 1955).

in Frage. Dabei werden gleichzeitig die sensiblen Nerven, welche die Bursa umgeben, umspritzt. Nur wo ein deutlich abgegrenzter Erguß punktiert wird, kommt danach die intrabursale Injektion zur Anwendung. Die vielfach empfohlene Ganglienblockade mußte von mir bei der Behandlung der Bursitis niemals durchgeführt werden.

Angewendet wurden durchwegs Lösungen, die in physiologischer Kochsalzlösung $1/2$ bis 1 bis 2% Novocain enthielten. Dabei wurden verwendet: 20 bis 40 ccm einer $1/2$%igen Novocain-Kochsalzlösumg oder 5–10–20 ccm einer 1%igen oder 5 bis 10 ccm einer 2%igen Novocain-Kochsalzlösung.

Patienten, welche nach Novocain erfahrungsgemäß schwindlig werden, erhielten eine $1/2$ $^0/_{00}$ige(!) Pantocain-Kochsalzlösung. Da Pantocain ungefähr 10 mal so stark wirkt wie Novocain oder Procain, darf es nur in $1/2$ $^0/_{00}$igen(!) Lösungen verwendet werden. Auch im Falle einer (äußerst seltenen!) Novocain-Allergie wenden wir Pantocain an. Vergleichsweise kann auf Grund 10 000-facher Erfahrungen gesagt werden, daß Novocain (Procain) entschieden etwas wirksamer ist, als Pantocain.

Zur Anwendung der Anaesthesiebehandlung seien noch einige Richtlinien gegeben:

1. Jede Infiltration einer „unspezifischen" Bursitis darf nur auf Grund genauer anatomischer und diagnostischer Kenntnisse und muß mit der *Sterilität eines chirurgischen Eingriffes* verabreicht werden. Dabei ist das Ausrasieren der Haut, Waschen mit Alkohol, Anwendung von Jod- oder Sepsotinktur, sterile Handschuhe, Versorgen der Einstichstelle mit sterilem Tupfer und Pflaster nach der Infiltration notwendig.

2. Zur Vorbereitung der intramuskulären Infiltration wird die *Haut intrakutan* anaesthesiert. Dabei werden sehr dünne kleine Nadeln (Nr. 16) verwendet. Mit etwa $1/4$ ccm der 2%igen Novocain-Kochsalzlösung wird eine kleine Hautquaddel gemacht bzw. eine kleine Menge der Flüssigkeit subkutan injiziert.

3. Erst nach der Vorinjektion wird mit einer 5–8 cm langen Nadel die *Infiltrationslösung* in die Gegend der Bursa *injiziert*. Fast immer läßt es sich vermeiden, daß die Vorinjektion direkt über der schmerzhaften Stelle gemacht wird. Quaddel und Einstich werden fast immer in einiger Entfernung vom Ort des Hauptschmerzes gesetzt. Wird nach dem anaesthesierenden Einstich an die schmerzhafte Bursa herangegangen, dann geschieht es während dauerndem leichten Einspritzen, so daß der ganze Vorgang mit Ausnahme der Hautanaesthesie praktisch schmerzlos erfolgt.

4. Lösungen mit *Depotwirkungen* scheinen nicht vorteilhafter zu sein als die gewöhnlichen Novocainlösungen.

5. Die *zeitliche Distanz der Novocaininfiltrationen* ist verschieden: Bei

der akuten und subakuten Bursitis haben sich mehrere, täglich gegebene Infiltrationen bewährt. Bei chronischen Schleimbeutelentzündungen wurden gewöhnlich 2–3 mal wöchentlich Infiltrationen verabreicht.

6. An *unerwünschten Folgen* der Infiltration beobachtete ich manchmal:

Schwindel. Gelegentlich wurde der infiltrierte Patient unmittelbar nach der Einspritzung schwindlig. Als Gegenmittel bekam er in der Regel eine Tablette von 0.2 Coffein. natrio.-benz. und 1 Tablette Travelin. Bei Hypertonikern gab ich, wo es nötig war, nur 1–2 Tabletten Travelin.

Allergische Erscheinungen. Sie können nach Infiltrationen ebenso wie nach Injektionen aller Art vorkommen. Bei Infiltrationen können Alkohol, Jod, Pflaster, Novocain, Pantocain die Ursache sein. Wo sich kein Ersatzmittel geben läßt, wird eines der vielen wirksamen Antiallergika angewandt.

7. In den letzten Jahren gebe ich – wo keine Kontraindikation besteht – nach jeder Infiltrationsbehandlung eine Ampulle von *Butazolidin* intraglutaeal. Auf diese Weise kommt es fast niemals zu dem früher oft lästigen Schmerz an der Infiltrationsstelle.

Über die speziellen Infiltrationen einzelner Regionen sei nur kurz berichtet:

Schultergegend

Da es sich fast immer um eine Bursitis subdeltoidea handelt, werden Quaddel und Injektion etwa handbreit unterhalb des oberen Randes des Deltamuskels (s. Abb. 20) gegeben und – je nachdem – 10 ccm der 2%igen, 20 ccm der 1%igen oder etwa 40 ccm der $^1/_2$%igen Novocain-NaCl-lösung infiltriert.

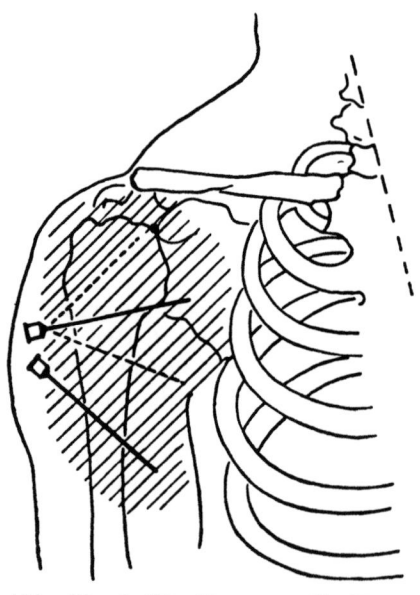

Abb. 20. Infiltration um die Bursa subdeltoidea

Ellbogengegend

Bei der Bursitis bicipito-radialis erfolgen Quaddel und Infiltration an der Radialseite des Unterarmes (etwa 20 ccm der 1%igen Novocain-NaCl-

A. Die Schleimbeutelentzündung (Bursitis)

lösung). In ähnlicher Weise werden die anderen Bursen dieser Gegend umspritzt.

Handwurzel

Die Fälle von Bursitis m. flexoris carpi ulnaris wurden so behandelt, daß über der erkrankten Bursa über dem Erbsenbein mit einer dünnen Nadel 2–5 ccm der 2%igen Lösung der Novocain-NaCl-lösung injiziert wurde. Bei einem Fall genügte es aber auch, den N. ulnaris unter dem Ellbogengelenk mit ähnlichen Dosen zu umspritzen.

Bursitiden *der Finger* wurden bisher nur röntgenologisch behandelt.

Bursen der Hüft- und Trochantergegend. Sie werden je nach ihrer Lage – also gewöhnlich lateral, nur bei der Bursa iliopectinea medial vom Trochanter major – oft mit größeren Mengen (20–40 ccm) der $^1/_2$%igen Novocain-NaCl-lösung umspritzt (s. Abb. 21). Eine besondere Treffsicherheit erfordert die Bursitis m. piriformis, bei der ich gewöhnlich 5–10 ccm der 2%igen Lösung direkt über die Trochanterspitze infiltrierte.

Bursen der Kniegelenkgegend. Sie werden überhaupt nicht infiltriert (sondern röntgenologisch, im Notfall sogar operativ behandelt) wenn sie *vor* der Patella gelegen sind. Liegen sie aber *oberhalb* oder *unterhalb* der Patella, werden sie mit kleinen hochprozentigen Mengen (etwa 5–10 ccm der 2%igen Novocain-NaCl-lösung) infiltriert.

Die in der Kniekehle und distal von ihr gelegenen Bursen (semimembranosa, anserina usw.) werden entweder von der lateralen Seite her

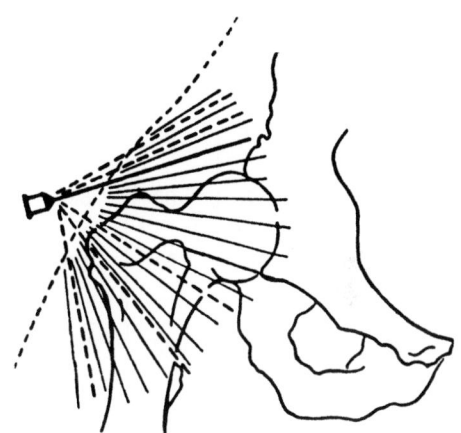

Abb. 21. Infiltration der Trochantergegend.

überspritzt oder sie werden vorher noch punktiert, wodurch oft eine augenblickliche Erleichterung entsteht.

Mittelfuß-, Fußwurzel-, Zehengegend

Die einzigen hier in Betracht kommenden Schleimbeutel, die Bursa tendinis calcanei (Achillis) und Bursa sinus tarsi werden durch Überspritzungen mit kleinen Mengen (2–5 ccm der 2%igenNovocain-NaCl-lösung) behandelt.

II. Die Erkrankungen der Schleimbeutel

Ergebnisse:

Wie die Tabelle 7 zeigt, wurden 434 meiner insgesamt 640 Fälle von „unspezifischer" Bursitis mit Infiltrationen *und* Injektionen von Butazolidin bzw. früher Irgapyrin (etwa $^1/_3$ der Fälle) behandelt. Darunter waren 392 beurteilbare Fälle, die durchschnittlich 6–7 Infiltrationen erhielten. Von ihnen wurden 87% erscheinungsfrei, 12% wesentlich und 1% einigermaßen gebessert. Das sind derartig günstige Resultate, daß ich bei der „unspezifischen" Bursitis die verhältnismäßig einfache, kaum schmerzhafte Novocaininfiltration mit gleichzeitig gegebener Butazolidininjektion nur als „Methode der Wahl" bezeichnen kann.

Tabelle 7

Mit Infiltrationen und Butazolidin bzw. Irgapyrin behandelte „unspezifische" Bursitiden

Lokalisation	Zahl der Fälle		Gesamtzahl der Infiltrationen	Durchschnittszahl der Inf. pro Fall	Ergebnis		
	Gesamtzahl	Ergebnis beurteilbar			beschwerdefrei	wesentlich gebessert	gebessert
Schulter	206	198	1517	7	175 (87%)	21 (12%)	2 (1%)
Hüfte und Trochanter	99	93	600	6—7	85 (92%)	7 (7%)	1 (1%)
Knie	87	80	538	6—7	65 (81%)	15 (19%)	—
Sonstige Bursitiden	22	21	120	6	17 (81%)	2 (14%)	1 (5%)
Gesamtzahl	434	392	2775	6—7	342 (87%)	46 (12%)	4 (1%)

Daß es dabei die Novocain-Infiltration ist, auf die es entscheidend ankommt, dafür spricht eine statistische Zusammenstellung noch aus der Zeit, in der es weder Irgapyrin noch Butazolidin gab und in der ich bei 166 beurteilbaren Fällen durch allerdings neun (statt sieben!) Infiltrationen ganz ähnliche Ergebnisse erzielte, nämlich 88% beschwerdefrei und 11% wesentlich gebessert!

Röntgentherapie

Sie ist ebenfalls außerordentlich erfolgreich. Ich verschreibe sie vor allem dort, wo eine (bei geschicktem Infiltrieren unbegründete!) Abneigung gegen Injektionen besteht.

Radium

Radiumkompressen wurden von F. HÖGLER mit Erfolg angewandt und können – ebenfalls wie Novocain-Infiltrationen und Röntgenbestrahlungen – zur Beseitigung der Kalkeinlagerungen führen.

Corticosteroide, heute vor allem als Prednison, Prednisolon und Decamethasone, sowohl peroral als auch bei der Bursitis lokal injiziert, hat nach eigener Erfahrung kaum besondere Erfolge zu verzeichnen. Bei den sensationellen Erfolgen dieser Mittel bei der Arthritis ist dies einigermaßen bemerkenswert.

Hyperaemisierende Mittel wie Plenosol (Mistelextrakt), von dem GROEGER gute Resultate sah, und Milchinjektionen haben sich gut bewährt.

Bewegungstherapie muß bei der akuten Bursitis unterbleiben, ist aber bei der subakuten und schon gar bei der chronischen Bursitis von höchstem Wert. Systematische passive und später auch aktive Bewegungsübungen sind dabei von größter Bedeutung.

Gewarnt muß nochmals werden:

vor der Anwendung aller fixierender Maßnahmen, soweit sie nicht die ersten 2–3 Tage betreffen;

vor lokaler Wärme, die bei der akuten Entzündung des Schleimbeutels die Schmerzen oft ins Unerträgliche steigert;

vor der Anwendung jeder physikalischen oder hydrotherapeutischen und balneologischen Therapie. Das gilt ausnahmslos auch für Bäderkuren aller Art.

2. Die „spezifische" Schleimbeutelentzündung

a) Die rheumatische Schleimbeutelentzündung

Während EDSTRÖM eine echte rheumatische Affektion als häufigste Ursache zumindest der „Periarthritis humeroscapularis" bezeichnet, meint HERZOG, der Befund der echten rheumatischen Bursitis solle nicht bestritten werden. Auch CHIARI hat typische rheumatische Gewebe vor allem aus dem Gebiet des Ellbogengelenkes beschrieben. BÖHMIG untersuchte histologisch 30 Fälle von Bursitis und fand bei 21 Fällen eine unspezifische, bei 9 Fällen eine typische rheumatische Entzündung. SEIFERT und GEILER nennen die rheumatische Bursitis und Tendovaginitis die häufigste Erkrankung dieser Gewebe ($^2/_3$ aller Fälle) bei 37 Sektionsfällen. Als charakteristisch werden angesehen „fibrinoide Fasernekrose, mesenchymale, nicht eitrige Zellproliferation und Gewebssklerose".

Die *Diagnose* wird meiner Erfahrung nach sicher eher zu häufig gestellt. Sie ergibt sich aus der Allgemeindiagnose „Rheumatismus verrus" und der herdbedingten Toxikoseerscheinung, die sich in den Gelenken als Arthritis, im Herz allenfalls auch als Carditis äußert.

Die rheumatische Bursitis hat oft einen rezidivierenden Verlauf. Ihr Sitz scheint am häufigsten die Bursa olecrani – oder seltener – eine Bursa der Kniekehle zu sein.

Als Therapie scheinen vor allem Corticosteroide peroral von höchstem Effekt zu sein.

Fall Philipp Z., 57 J., Schriftsteller. Vier Wochen vor der Behandlung Beginn einer primär-chronischen Polyarthritis rheumatica in den Metacarpophalangealgelenken. Vor acht Tagen merkte der Patient, daß an beiden Ellbogen ziemlich beträchtliche „Beutel" entstanden, die auch Schmerzen verursachten.

Leptosomer Patient, der außer den genannten arthritischen Beschwerden einen überpflaumengroßen Schleimbeutel über dem linken und einen etwa bohnengroßen über dem rechten Olecranon zeigt. Beide Bursen sind druckschmerzhaft. Senkung im Mittel nach Westergren 23,5 mm.

Diagnose: *Bursitis subcutanea olecrani links* mehr als rechts.

Therapie 23. X. bis 30. X. 1953. Nach einer Woche Hydrocorton (dreimal täglich eine Tablette zu 20 mg) fast völliger Rückgang der Bursen. Links ist nur noch ein linsengroßer, stark druckschmerzhafter Rest zurückgeblieben. 1. XII. 1953, nach Fortsetzung der Hydrocorton-Behandlung, sind die Bursen völlig vergangen.

Fall Marie Hu., 61 J., Rentnerin. Vor 15 Jahren Beginn einer primärchronischen Polyarthritis rheumatica, die herdsaniert ist und zu mittelstarken Versteifungen geführt hat. Linkes Kniegelenk nur 90–165 Grad bewegbar. Starke Schwellung der hier offenbar nicht mit dem Kniegelenk kommunizierenden Bursa poplitea. Über dieser Bursa eine hyaesthetische Hautinsel. Umfang des linken Kniegelenkes 41,7 cm (rechts 39 cm).

Diagnose: *Bursitis poplitea rheumatica* bei primär-chronischer Polyarthritis.

Therapie: mit Corton-Tabletten (dreimal täglich ½ Tabl.) führt zum Rückgang der Bursitis poplitea.

b) Die tuberkulöse Schleimbeutelentzündung

Sie ist diagnostisch nicht immer leicht zu klären, vor allem im *akuten* Stadium; am ehesten noch im Zusammenhang mit einer sonstigen Tbc.

Die *chronische* Verlaufsform ist gekennzeichnet entweder
als *rezidivierender Hydrops*,
als *Hygroma tuberculosum* oder Hygromatosis oder
als eitrige *tuberkulöse Bursitis*.

Unter „Hygrom" versteht man (KÜTTNER und HERTEL) einen Sack mit wasserähnlichem serösen Inhalt, der allerdings nicht tuberkulös sein muß. Die Diagnose ist nur dann klar, wenn das Punktat des Hygroms im Meerschweinchenversuch eine tuberkulöse Aussaat ergibt.

Die tuberkulöse Bursitis kann entstehen:
haematogen oder
von der Nachbarschaft aus (Knochen, Periost, Sehnenscheiden, Sehnen).
Die Einschmelzungs- und Eiterungsneigung der tuberkulösen Bursitis ist sehr groß.
Als *Therapie* der tuberkulösen Bursitis kommt in Betracht:
1. Die Exstirpation, wenn die Bursa oberflächlich und leicht erreichbar liegt (Olecranon, Trochanter, Patella) und wo die Bursa eitrig eingeschmolzen ist.
2. Alle wirksamen Mittel, die gegen die Erkrankung im allgemeinen angewandt werden, wie Streptomyzin, Rimifon, Tizide, PAS usw.

c) Die gonorrhoische Schleimbeutelentzündung

Diese Erkrankung ist heute nur mehr ganz ausnahmsweise zu finden, da die überall angewandte antivenerische Therapie gonorrhoische Komplikationen fast ausschließt.
Die gonorrhoische Bursitis wurde vor allem gefunden (BRUHNS):
in der Bursa tendinis calcanei (Achillis);
in einer in der Sohle unter der Ferse gelegenen Bursa subcalcanea.
Eine von mir vor fast 20 Jahren behandelte Bursitis gonorrhoica unter der Achillessehne heilte unter Sulfonamidtherapie vollständig ab.

d) Die luische Schleimbeutelentzündung

Eine Bursitis luica dürfte heute ebenfalls zu den größten Seltenheiten gehören. HÖGLER beschreibt (1928) einen Fall von Bursitis mit positivem WAR. – Bei einer von mir beobachteten Nodositas juxtaar-

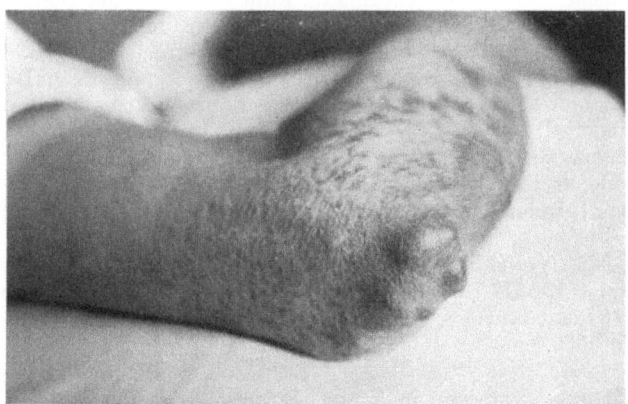

Abb. 22. Nodositas juxtaarticularis luica der Ellbogengegend

ticularis luica (s. Abb. 22, 23) handelt es sich um einen mit 21 Jahren „sehr flüchtig" mit Hg behandelten 66jährigen Patienten, der 27 Jahre nach der Infektion steinharte Knoten in der Ellbogengegend bekam, die allmählich bis zu Bohnen- und Nußgröße anwuchsen. Auch an der Streckseite des linken Zeigefingers entstand ein linsengroßes Knötchen. Ein exstirpierter Knoten wurde von Frau Professor CORONINI histologisch untersucht und ein unspezifisches Gewebe mit Hyalinisierungen und reichlich Gitterfasern festgestellt.

e) Die dysenterische Schleimbeutelentzündung

Die häufigen und charakteristischen Veränderungen bei der Ruhr wurden erst 1944 von KEMPF entsprechend beachtet. So wird von ihm mit Nachdruck hervorgehoben, daß ähnlich wie bei der Bursitis gonorrhoica auch bei der Ruhr die Bursitis tendinis Achillei besonders bevorzugt ist. Sie geht häufig mit einer Tendoperiostosis calcanea plantaris einher. KEMPF bezeichnet sie als hartnäckigste Lokalisation. Übrigens fand schon DORENDORF (1917) unter 59 Beobachtungen vier Fälle mit prall exsudativ gefüllter Bursa „calcanea".

Charakteristisch ist, daß die Bursitis und Tendoperiostitis meistens gleichzeitig mit einer Polyarthritis vorkommen. Über die Häufigkeit dieser Komplikation gehen die Ansichten auseinander (0,27%–10%). Ich selbst habe nach dem Kriege 36 Fälle von Ruhrgelenkentzündung gesehen, von denen sechs Patienten auch eine Bursitis hatten; vier von ihnen litten unter der üblichen Bursitis tendinis Achillis, zwei Patienten unter einer sekundär-chronischen Bursitis subdeltoidea.

Fall Gustav Kat., 30 J., Kaufmann. Fünf Jahre vor der Behandlung erlitt der Patient das Rezidiv seiner Bazillen-Ruhr und eine schwere Polyarthritis dysenterica, die einen sekundär-chronischen Verlauf nahm. Seit damals vor allem Schmerzen und Bewegungseinschränkung im Bereich der rechten Schulter, die in den letzten zwei Monaten vor allem nachts sehr heftig sind.

Deutlicher Druckschmerz über der Bursa subdeltoidea rechts mit entsprechender hypaesthetischer Hautinsel.

Röntgen: Bohnengroßes Konkrement im Bereich der Bursa subdeltoidea.

Diagnose: *Sekundär-chronische Bursitis subdeltoidea nach Dysenterie.*
Therapie: 19. III. bis 9. IV. 1948. Nach sieben Infiltrationen mit je 40 bis 60 ccm einer ½%igen Novocain-Kochsalzlösung sind die Beschwerden der Schulter dauernd beseitigt.

Als Therapie kommen in Frage: Sulfonamide oder Novocain-Infiltrationen.

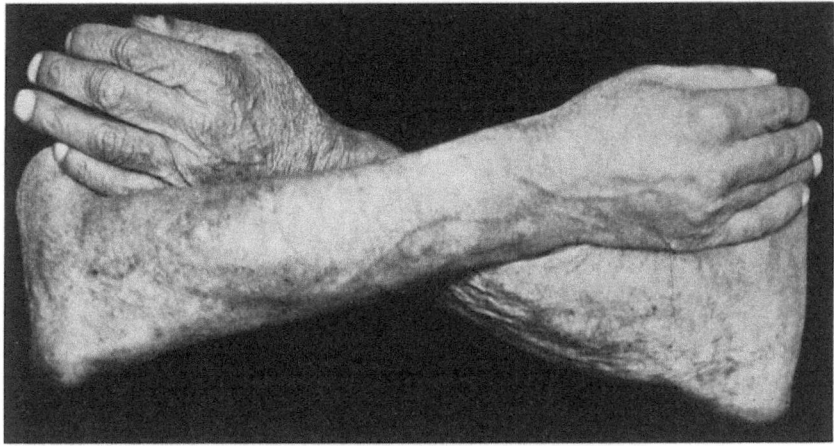

Abb. 23. Derselbe Fall wie Abb. 22

f) Die Schleimbeutelentzündung bei Grippe

Bei Grippe (Influenza) kommt selten, aber doch gelegentlich eine Bursitis vor. So habe ich in der Bursa subdeltoidea, aber einmal auch in der Bursa semimembranosa Entzündungen gesehen, die ich ohne Zusammenhang mit dem grippösen Infekt ohne weiteres als „unspezifische" Bursitis bezeichnet hätte. Durch Infiltrationstherapie gingen sie vollständig zurück.

g) Andere „spezifische" Schleimbeutelentzündungen

Im Grunde gibt es kaum eine Infektionskrankheit, bei der es nicht – wenn auch nur selten – zu einer spezifischen Bursitis kommen kann. Es ist begreiflich, wenn das Krankengut eines Internisten auf diesem Gebiet wenig ergiebig ist.

Nach *Wolhynischem* Fieber sah ich eine chronische Bursitis subdeltoidea. Ebenso eine Schulterbursitis, die nach einer *Diptherie* bei einem Erwachsenen aufgetreten war und zwar zu einem Zeitpunkt, wo er schon Serum erhalten hatte. Nicht ganz selten soll eine Bursitis bei *Brucellose* (Maltafieber) vorkommen.

Nicht so selten kommt es zur *Vereiterung* einer Bursitis; allerdings anscheinend nur bei tbc. Prozessen oder an charakteristischen, nahe der Haut gelegenen Stellen (Patella, Olecranon). Warum gerade diese Bursen zur Vereiterung neigen, ist nicht ganz klar; doch ist es möglich, daß die Nähe der Haut die Ermöglichung einer traumatischen Infektion erhöht.

h) Polybursitis

Wenn unter dieser Bezeichnung gemeint ist, „mehr als eine Bursa" sei entzündet, dann ist die Polybursitis nicht besonders selten; denn eine beiderseitige Bursitis subdeltoidea gehört keineswegs zu den Seltenheiten, sondern läßt sich an den beiderseitigen Kalkeinlagerungen oft ablesen. Auch symmetrische Bursitiden in der Kniegelenkgegend kommen nicht so selten vor; ebenso in der Trochantergegend. Bei dem auf S. 64 beschriebenen Fall Tha., bei dem 1953 links eine Bursitis trochanterica m. glutaei maximi mit großem Bursolith (s. Abb. 14, 15) aufgetreten und behandelt worden war, trat 1958 eine Bursitis subdeltoidea calcarea auf, die ebenfalls durch Infiltrationen geheilt werden konnte. Es besteht kein Grund, warum wir nicht eine Bursitis, die zu verschiedenen Zeiten an verschiedenen Stellen auftritt, als Polybursitis bezeichnen können.

Eine ungewöhnliche Polybursitis calcarea, wie ich sie weder vorher noch nachher sah, habe ich schon erwähnt (S. 58). Ich will hier genauer darauf eingehen:

Fall Edith Sch., 31 J. Vor 4 ½ Jahren trat ulnar neben dem Daumenmittelgelenk rechts eine linsengroße Kalkeinlagerung auf, die nach Röntgenbestrahlungen innerhalb von acht Tagen ganz zurückging. Vor zwei Jahren der gleiche Prozeß im linken Daumen. Vor einem Jahr Schmerzen in der linken Schulter: Bursolithen in den B. subdeltoideae und am unteren Rand der Facies glenoidalis. Neuerliche Röntgenbestrahlungen.

Röntgen: Verschattung anschließend an den Epicondyli ulnares; Bursolith 1,6:0,7 links neben dem Trochanter major; zwei weitere Verschattungen unter und über dem linken Trochanter, Senkung im Mittel nach Westergren: 22 mm, Leukocyten 4900, Stabk. 5, Neutroph. 57, Baso 1, Eo 7!, Mono 3, Lympho 27. – Blutzucker 87, Cholesterin 276, NaCl 620, Ca 9,18, K 16, Na 284, Mg. 3,7. – Weitere Therapie: Röntgen.

B) Die rein-allergische Schleimbeutelentzündung

Über die rein-allergische Gelenkentzündung wissen wir aus Erfahrung, daß sie äußerst selten ist. Von rund 20 000 eigenen „Rheumatikern" litten 1652 an Gelenkentzündung (alle Verlaufsformen) und nur 33 (1,9%) an rein-allergischer Arthritis. Die weiblichen Fälle überwogen dabei im Verhältnis 79:21. Als „rein-allergisch" galten dabei: Arthropathie bei Serumkrankheit, bei Luft-, Nahrungs- und Kontaktallergie, der Hydrops intermittens, der „palindromic rheumatism" und Erkrankungen der Bewegungsorgane nach Vakzine- und Tuberkulinanwendung.

Zwei Patienten (1 Mann, 1 Frau) litten gleichzeitig mit der rein-allergischen Arthritis an einer Bursitis (der Mann: der Bursa olecrani; die Frau: der Bursa poplitea).

Bei weiteren zwei Fällen (wieder 1 Mann, 1 Frau) bestand eine reinallergische Bursopathie *ohne* Gelenkveränderungen. Eine 59jährige Patientin litt seit langer Zeit an einer Überempfindlichkeit gegen Mohn, den sie daher zu essen vermied. Als sie gegen Darmkoliken Morphiumsuppositorien erhielt, trat prompt eine vermutlich allergische Bursitis subdeltoidea auf, die auf eine Novocain-Infiltration hin spurlos zurückging.

C) Stoffwechselerkrankungen

Gicht (Bursopathia urica)

Bei der Harnsäuregicht kommt es zu Einlagerungen von Natriumurat nicht nur in den Gelenken selbst, sondern bekanntlich auch in ihrer Umgebung. So konnte ich bei sieben von 130 selbst beobachteten Fällen von Harnsäuregicht (127 Männer, 3 Frauen) eine Beteiligung der Bursen beobachten. Am häufigsten scheinen die Schleimbeutel in der Nähe der befallenen Gelenke betroffen zu sein. Da dies am häufigsten die Zehen und der Vorfuß sind, finden wir Urateinlagerungen vor allem in der Gegend der Bursae intermetatarso-phalangeae, dann aber auch in Schleimbeuteln in der Kniegelenkgegend (zwei eigene Beobachtungen) und in der Gegend der Bursa olecrani.

Als Therapie kommt natürlich die allgemeine Behandlung der Harnsäuregicht in Betracht, also purinfreie Kost, Butazolidin, Colchicin, Benemid usw.

Cholesteringicht wurde bisher meines Wissens nicht in den Bursen beschrieben.

D) Degenerative Prozesse der Schleimbeutel

Die Degeneration des Schleimbeutels, für die ich die Bezeichnung „*Bursosis*" reservieren möchte, ist ebenso sicher vorhanden (Alter, Abnützung) wie offenkundig nicht beobachtet. Es wird vor allem eine histologische Aufgabe sein, die Altersveränderungen der Bursen zu studieren. Auch der Inhalt (die Flüssigkeit) der Bursen dürfte sich im Laufe der Jahre ändern. Vermutlich kommt es zu einer Austrocknung der Bursen, wenn wir dafür auch bisher keine Beweise haben.

E) Traumatische Veränderungen der Schleimbeutel

Traumatische Veränderungen der Bursen können sein:
exotraumatisch oder *endotraumatisch*.

Das heißt sie können – und das gehört in das Gebiet der Chirurgie – äußerlich, nämlich von außen verletzt werden. Das kann bei jeder Verwundung geschehen und kann dann im Verlaufe der Verletzung in ihrer Restitution zu einer Kalkeinlagerung in das Gebiet der Bursa führen.

Endotraumatisch nennen wir eine nicht ,,offene" Verletzung der Schleimbeutel, bei der – was gar nicht so selten der Fall ist – z. B. eine Sehnenverkalkung ihren Inhalt in die Bursa ergießt, so daß es dann ,,sekundär" zu einer ,,Bursitis calcarea" kommt. Ich habe schon darauf hingewiesen, wie oft es in bestimmten Bursen (der Schulter, der Trochantergegend, des Achillessehnenansatzes) zu Kalkeinlagerungen in den Bursen kommt und zu bedenken gegeben, ob es nicht öfter, als vielfach angenommen wird, endotraumatische Verletzungen sind, die hier ,,von der Umgebung her" Kalk in die Bursen bringen und dadurch eine Bursitis bewirken. Die Abb. 24, die ich meiner Mitarbeiterin I. JALKOTZI verdanke, zeigen einen derartigen Vorgang aus der Gegend des Trochanter major.

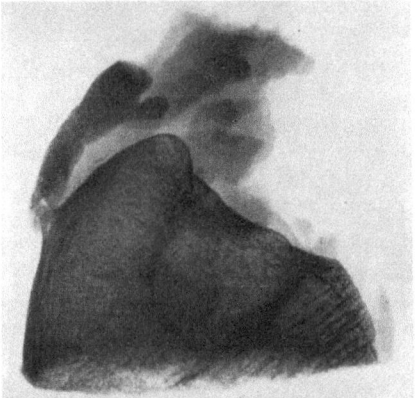

Abb. 24. Großer Bursolith in der Trochantergegend infolge von Einbruch einer Sehnenverkalkung (pathologisch-anatomisches Präparat)

F) Tumoren der Schleimbeutel

Neoplastische Veränderungen der Bursen wurden mehrfach beschrieben (ALBERTINI, ADRIAN, ASCHOFF), und zwar sowohl gutartige (Myxome, Chondrome, Papillome) als auch bösartige (Sarkome, Endothelime usw.).

III. Die Erkrankungen der Sehnenscheiden
A) Die Sehnenscheidenentzündung
1. Die „unspezifische" Sehnenscheidenentzündung

So wie die Sehnenscheide anatomisch dem Schleimbeutel ähnlich ist – sie wurde bekanntlich als der „Schleimbeutel" der Sehne bezeichnet, – so sind auch die Erkrankungen beider Organe einigermaßen verwandt. Allerdings gibt es keine kalzifizierende Tendovaginitis. Hingegen sind wir auch bei der Mehrzahl der Sehnenscheidenentzündungen, obwohl sie ja nicht nur nominell wie z. B. viele Nervenentzündungen sondern tatsächlich „Entzündungen" sind, meistens nicht imstande, den oder die Erreger zu bezeichnen. Die Ursache ist meist die – ähnlich wie bei der Bursitis –, daß es sich um so „leichte" Entzündungen handelt, daß wir glücklicherweise nicht in die Lage kommen, operativ oder gar autoptisch Klarheit über den Erreger zu bekommen.

Daher sprechen wir – genau wie bei der Bursitis – sehr unverbindlich von der „unspezifischen" Sehnenscheidenentzündung und sind uns im klaren, daß wir unter diesen Namen alles führen, was

nicht durch das Wort „spezifische" Tendovaginitis besonders gekennzeichnet ist;

was nicht als „rein-allergisch" – zwar nicht dem Erreger, wohl aber der Enstehungsart nach – erkennbar und den Symptomen nach besonders kenntlich ist.

Innerhalb der „unspezifischen" Tendovaginitis unterscheiden wir:
a) die Tendovaginitis serosa (und zwar ihre akute und chronische Form);
b) die Tendovaginitis (Paratenonitis) crepitans;
c) die Tendovaginitis stenosans (de Quervain).

Während die beiden letztgenannten Arten monolokulär sind, kann die seröse Sehnenscheidenentzündung auch polylokulär sein,

a) Die Tendovaginitis serosa

Sie ist dadurch gekennzeichnet, daß die Sehnenscheiden flüssigkeitsreich und oft auch schmerzhaft sind. Da es sich bei Sehnenscheiden nur um die distalen Anteile der oberen und unteren Extremitäten handeln kann, sind diese Schwellungen meist leicht erkennbar. Besonders die Tendovaginitis der Finger ist bei gutem Beobachten unverkennbar und gegenüber der „Verplumpung" oder Schwellung der Fingergelenke unbedingt unterscheidbar. Während plump vergrößerte oder durch entzündliche Exsudate erweiterte Gelenke knotig verdickt erscheinen, bewirkt die Flüssigkeitsvermehrung in den Sehnenscheiden eine Umfangerweiterung der Abschnitte zwischen – etwa den Fingerend- und Fingermittelgelenken. Im Falle der Sehnenscheidenentzündung scheinen also die Fingergelenke gewissermaßen verengte, eingeschnürte Abschnitte der Finger zu sein, während sie tatsächlich von normalem Umfang sind und die Abschnitte der Finger zwischen den Gelenken durch die vermehrte Flüssigkeit deutlich volumvermehrt sind.

Eine derartige Flüssigkeitsvermehrung kann die Sehnenscheide *eines* Fingers – oft des zweiten oder dritten Fingers – betreffen; sie kann aber auch alle Sehnenscheiden etwa beider Hände umfassen. Je nachdem spricht man von Mono- oder Polytendovaginitis.

Wir können unterscheiden:

1. Die *akute* Tendovaginitis, die mit akuten Schwellungen, Schmerzen, namentlich Druckschmerzen der Sehnenscheiden, allenfalls leichten Temperaturerhöhungen von 37–38 Grad, Senkungssteigerung mäßigen Grades einhergeht.

2. Die *chronische* Tendovaginitis die oft jahrelang anhält und sicher mehr lästig ist, als daß wir sie als gefährlich bezeichnen können.

Fall Theresia Sch., 44 J., Lehrerin. Die Patientin leidet seit elf Jahren an schmerzhaften Schwellungen anfangs nur der Hände und aller Finger, seit etwa fünf Jahren auch der Füße, namentlich lateral von der Achillessehne. Die Beschwerden haben die Patientin nie arbeitsunfähig gemacht, waren aber wegen der Schmerzen und Schwellungen doch andauernd lästig.

Diagnose: *Polytendovaginitis serosa chronica*. Senkung im Mittel nach Westergren 38,5.

Therapie: Seit 1957 erhält die Patientin Corticosteroide, zuletzt 1–1 ½ Tabletten Scherisolon täglich mit sehr gutem Erfolg, solange das Medikament genommen wird. Keine nennenswerte Gewichtszunahme, keinerlei Nebenwirkungen.

Fall Maria Kl. (s. Abb. 25), 56 J., privat. Wiederholt Frakturen ohne Zusammenhang mit dem jeweiligen Leiden. Seit zwei Jahren Schwellungen in den Sehnenscheiden der Hände, die nach einiger Zeit so stark wurden, daß der Faustschluß beiderseits nicht möglich war. Handgelenkumfang li. 17,2 cm, re. 17 cm; Mcph (Umfang der Metacarpophalangealgelenke) li. 19,3, re. 19,7; Linkes Sprunggelenk um 10 Grad weniger beweglich. Senkung im Mittel nach Westergren 25,5 mm.

Röntgen: der Hände und Füße o. B.

Diagnose: *Polytendovaginitis serosa chronica*.

Therapie: Nach allen möglichen physiko- und hydrotherapeutischen Maßnahmen ohne Erfolg erhielt die Patientin Decadron (dreimal täglich 0,5 mg) mit gutem Ergebnis, d. h. mit symptomatischem, aber nicht kausalem Erfolg.

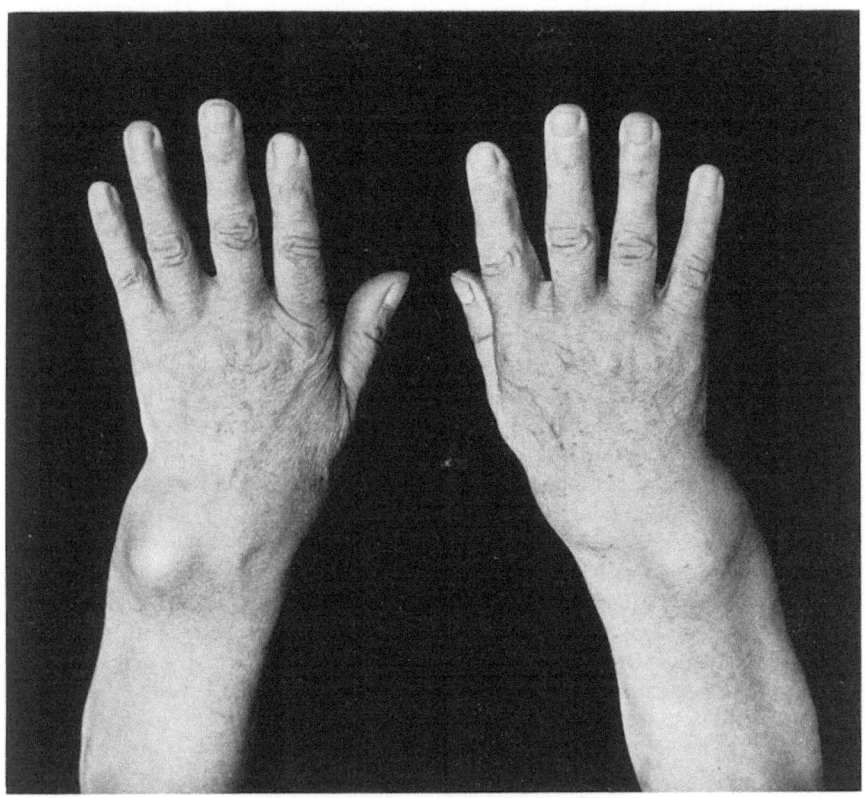

Abb. 25. Chronische Polytendovaginitis serosa

Derartige „symptomatische" Erfolge durch perorale Corticosteroide habe ich – ebenso wie viele andere Autoren – bei vielen, wenn auch nicht bei allen Sehnenscheidenentzündungen gesehen. Ich habe daher immer wieder versucht, auf andere Weise durchschlagender helfen zu können. Meistens war der Erfolg allerdings gering. Einen verhältnismäßig guten Erfolg schienen Butazolidininjektionen gehabt zu haben. Außerdem sah ich bei chronischen serösen Entzündungen gute Erfolge bei Badekuren (Schwefelbäder). Lokal verschreibe ich oft Hirudoidsalben mit ziemlich gutem Effekt, auch Thiosept-Salbe wird seit langem empfohlen.

b) Die Tendovaginitis (Paratenonitis) crepitans

Es handelt sich um eine Mischform von Überbeanspruchung und Entzündung, wie wir dies auch von der „unspezifischen" Bursitis her kennen. Das führende Symptom ist ein knirschendes Geräusch, ein Krepitieren, das wir hören, wenn wir das Stethoskop über die erkrankte Stelle – meist distal an der Radialseite – legen, und diese durch Abbiegen und Strecken des Handgelenkes bewegen. Wir können dieses Krepitieren aber auch ertasten, wenn wir unsere Hand auf die fragliche Stelle legen und dann – bei Bewegungen der Hand des Patienten – das Reiben und Knirschen der erkrankten Stelle feststellen.

Es ist kein Wunder, daß dieses Krepitieren vor allem über den Sehnenscheiden der Mm. extentores carpi radialls wahrzunehmen ist und zwar bei Rechtshändern im rechten Unterarm, bei Linkshändern links. Männer scheinen häufiger befallen zu sein (TAUBE).

Als Therapie habe ich seit langem eine Überspritzung der schmerzhaften Gegend mit 20 ccm der $^1/_2$%igen Novovain-NaCl-lösung empfohlen. Auch DEGENRING hat durch diese Behandlung und Ruhigstellung die Krankheitsdauer mindestens auf die Hälfte verkürzen können. Auch Röntgenbestrahlung der krepitierenden Sehne soll guten Erfolg haben und zwar nach P. HELWEG-LARSEN ohne Immobilisation (Dauer 20 Tage, sowohl bei akuten Fällen, die mit Röte, Empfindlichkeit, Anschwellung und Krepitation einhergehen als auch bei chronischen, bei denen sich die Schmerzen allmählich entwickelten. In letzter Zeit werden allgemein Injektionen von Butazolidin bzw. Irgapyrin sehr empfohlen; von KREMER vor allem i. v. (langsam!) mit gleichzeitiger Ruhigstellung. Pro Injektion wurden 5,0 ccm Irgapyrin mit 10 ccm 40%igem Traubenzucker vorsichtig gegeben. Im allgemeinen waren nur 1–2 derartige Injektionen notwendig. BIENER gibt in und um die Sehnenscheide ein Procain-Nicotinsäurepräparat mit gutem Erfolg.

Ich selbst habe die besten Erfolge mit einer mehrtägigen (nicht längeren!) Ruhigstellung, mit Novocain-Infiltrationen, Butazolidininjektionen i. gl. und drei mal täglich 0,5 mg Decadron gesehen. Durch diese kombinierte Therapie gelingt es fast regelmäßig, die Erkrankung in wenigen Tagen zu beseitigen.

c) Die Tendovaginitis stenosans (de Quervain)

Das Krankheitsbild wurde zum ersten Mal 1895 von *De Quervain* beschrieben.

Man versteht darunter eine Sehnenscheidenentzündung der Mm. abductor pollicis longus und extensor pollicis brevis, die bekanntlich eine gemeinsame Sehnenscheide haben. Sicher treffen auch hier häufig Abnützung und Entzündung zusammen.

Nach GROB und STOCKMAN handelt es sich um eine typische Erkrankung der Kleinkinder; sie findet sich am Daumen, wo infolge der Sesambeine die Beugesehnen „wie über Rollen" laufen. Sie werden dadurch breitgedrückt und gleiten nicht mehr in die Sehnenscheiden hinein.

Auch WIBERG gibt an, daß die Krankheit ziemlich häufig ist. Er meint, daß es sich um eine traumatische Irritation bei herabgesetzter Gewebevitalität handelt.

SCHNEIDER weist auf die verwandten Erscheinungen bei „Styloiditis radii" (am benachbarten Ort) hin und warnt vor lokaler Hyperthermie. Die Zuordnung zum rheumatischen Formenkreis ist (nach G. SEIFERT und G. GEILER) schwierig, da nicht das für den Rheumatismus charakteristische Gewebsbild vorliegt.

Fall Elisabeth Ga., 25 J., Verkäuferin, Rechtshänderin. Die Patientin, die beim Reichen von Waren (1–3 kg schwer) in den letzten Wochen bis zu 8 Stunden beschäftigt war, leidet seit 2–3 Wochen unter typischen Schmerzen an der Seite des Daumens und über dem Prozessus styloideus radii. Sie wird drei Tage mit vier Decadron, dann mit dreimal täglich einem Deltabutazolidin-Dragee behandelt. Außerdem wird für eine Woche tunlichste Vermeidung der Handbewegungen verordnet. Nach einer Woche ist die Patientin beschwerdefrei.

Die Diagnose ist leicht zu stellen. Therapeutisch werden wir alles von vorübergehender Ruhigstellung bis zu Decadron und Butazolidin-Injektionen versuchen und in den meisten Fällen damit Erfolg haben. Wo wir mit alledem nicht zum Ziel einer dauernden Schmerzlosigkeit gelangen, werden wir einen operativen Eingriff erwägen müssen.

2. Die „spezifischen" Sehnenscheidenentzündungen

a) Die Tendovaginitis rheumatica

Die Beteiligung der Sehnen bzw. Sehnenscheiden am Krankheitsgeschehen des Gelenkrheumatismus (der „rheumatoiden Arthritis") wird sehr verschieden beurteilt. So meinen KELLGREN und BALL, daß bei 50% aller Kranken mit „rheumatoider Arthritis" krankhafte Veränderungen der Fingerbeugesehnen und der Sehnenscheiden vorhanden sind. Nach SEIFERT und GEILER stellen die „rheumatische Bursitis und Tendovaginitis die häufigsten Erkrankungen der Schleimbeutel und Sehnenscheiden dar". Diese Ansicht stützt sich auf immerhin 134 operierte Schleimbeutel und 120 operierte Sehnenscheiden, von denen in etwa 30-35% der Fälle „unspezifische Entzündungen", in 5% Tuberkulose vorlag und in 60% eine Kombination von fibrinoider Fasernekrose mit Reiskörperbildung, starker, nicht eitriger mesenchymaler Zellproliferation und Gewebesklerose. Die Autoren sehen in dieser Befundtrias das Substrat der rheumatischen Bursitis und Tendovaginitis. Dem Trauma oder Belastungsschaden kommt die Rolle des lokalisierenden und potenzierenden Momentes zu. Wesentlich kann zu dieser

Frage nur von pathologisch-anatomischer Seite beigetragen werden, weshalb ich mich als Internist hierzu nicht äußern möchte. – Nur eine allerdings 30 Jahre zurückliegende Arbeit (von H. GÜNTHER) möchte ich noch erwähnen, der zufolge die ,,rheumatische" Entzündung der Sehnenscheiden und der Schleimbeutel als exsudative Schwellung durch Bildung von Hygromen in Erscheinung tritt. Als ,,Hygromatosis rheumatica" bezeichnete man daher Systemerkrankungen dieser Organe.

Klinisch diagnostizieren wir eine Tendovaginitis als ,,rheumatisch" gewohnheitsgemäß dann, wenn wir auf Grund unserer *klinischen* Befunde glauben, einen ,,Rheumatismus" annehmen zu können. Dafür verwerten wir: die Anamnese (Polyarthritis, karditische oder überhaupt streptomykotische Veränderungen), den gesteigerten Senkungsbefund, serologische oder sonstige Blutbefunde, usw. So betrachtet und beurteilt würde ich einen verhältnismäßig niedrigen Anteil der Sehnenscheidenerkrankungen für ,,rheumatisch" halten; doch hat hier, wie gesagt, das letzte Wort der Pathologe und nicht der Internist zu sprechen.

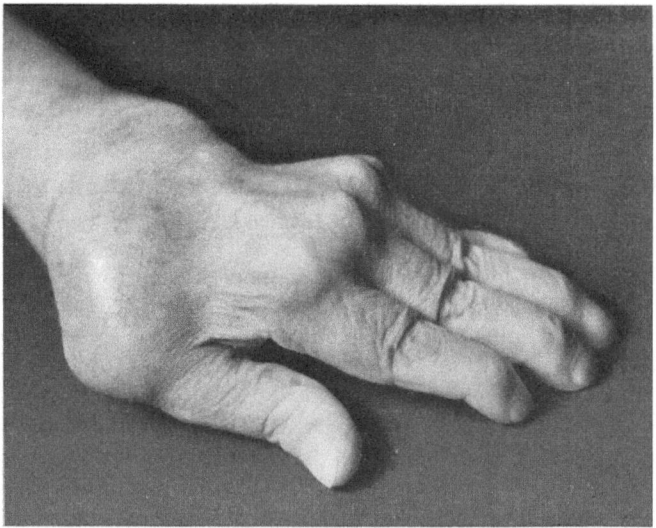

Abb. 26. Chronische Tendovaginitis rheumatica

Fall Alois K. (s. Abb. 26), 61 J., Beamter i. P. Seit 1945 allmählich beginnende, dann immer zunehmende primär-chronische Polyarthritis. Der Patient steht seit 23. IV. 1954 in meiner Behandlung und erhält seit damals dreimal täglich anfangs Hydrocorten, später Ultracorten zu 5 mg, wodurch die schweren Gelenkveränderungen rasch und weitgehend zu-

rückgingen. I. bis III. 1955 ließ der Patient das Ultracorten weg, worauf es zu einem schweren Rückfall und Auftreten von bohnen- und nußgroßen rheumatischen Knoten in der Kopfhaut und beiderseits in der Trochantergegend kam. Seither wieder regelmäßig dreimal 5 mg Ultracorten. In den beiden letzten Jahren Anschwellung und enorme Erweiterung der Sehnenscheiden beider Daumen.
Diagnose: *Tendovaginitis rheumatica chronica* über beiden Daumen (s. Abb. 26).

b) Die Tendovaginitis tuberculosa

Die Tuberkulose der Sehnenscheide ist gewöhnlich nur aus dem Grundleiden erkennbar und begleitet im allgemeinen eine Lungen-, Lymphdrüsen- oder Gelenktuberkulose. Ich habe einige derartige Fälle beobachtet.

Fall Otto L., 46 J., Beamter. Vor vier Jahren wurde der Patient wegen Lungen-tbc behandelt. Vor zwei Jahren traten Schwellungen und Schmerzen im 3. Fingermittelgelenk rechts und im linken Sprunggelenk auf. Senkungsmittelwert 17,5 mm. – Am 20. III. 1951 (zwei Jahre später) kam der Patient in meine Behandlung. Die Untersuchung zeigte vergrößerte erbsen- bis bohnengroße Lymphdrüsen am Hals und in den Axillen. Deutliche Schwellung der Handgelenke, der Finger zwischen Grund- und Mittelgelenken. RR 90/50. SMW 22 mm.
Diagnose: *Tendovaginitis tbc.*, Lymphadenitis, Tbc fibrosa densa der Lunge, Hypotonie.
Therapie: Nach Überweisung auf eine Lungenabteilung Behandlung mit Streptomycin.

c) Die Tendovaginitis gonorrhoica

Sie wurde von mir niemals gesehen und dürfte heute zu den Raritäten gehören.

d) Die Tendovaginitis luica

Auch sie dürfte äußerst selten geworden sein.

Fall Rosa K., 53 J., privat. Die Patientin kam 1942 nach Österreich, wo schon damals eine Tabes dorsalis festgestellt wurde. Sie gibt an, über frühere Erkrankungen nichts zu wissen. Sie machte drei Malariakuren und lag vier Jahre in einem Altersheim, weil sie unter ziehenden Schmerzen in den Beinen und Gehstörungen litt. Seit etwa drei Monaten merkt die Patientin, daß die Grundphalanx des dritten Fingers angeschwollen und druckschmerzhaft ist.
Röntgen: negativ. WAR jetzt negativ.
Diagnose: Eine *Tendovaginitis luica* wird in Anbetracht der vorhandenen Tabes in Betracht gezogen. Eine Weiterbehandlung war aus äußeren Gründen nicht möglich.

e) Die Tendovaginitis bei Dysenterie

Die Sehnenscheidenentzündung bei Ruhr wird 1944 von KEMPF und auch von TROCHE gleichzeitig mit der Bursitis und Tendoperiostitis hervorgehoben. Bemerkenswert ist, daß diese Erkrankungen vor allem im Bereich der Füße lokalisiert sind.

f) Eitrige Tendovaginitiden kommen wohl nur im Verlauf eitriger, etwa phlegmonöser Prozesse vor, z. B. bei Brucellose oder beim Lupus erythematodes (SEIFERT und GEILER).

g) Andere spezifische Tendovaginitiden können im Verlauf dieser Erkrankungen vorkommen, doch ist uns darüber nichts bekannt.

h) Polytendovaginitis

Schon E. FREUND hat 1929 in seinem Lehrbuch darauf hingewiesen, daß es bei den Sehnenscheiden ebenso wie bei den Schleimbeuteln zu einer Systemerkrankung kommen kann, bei der viele Sehnenscheiden gleichzeitig erkranken. LAUDA spricht dann von ,,Polytendovaginitis".

B) *Die rein-allergische Sehnenscheidenentzündung*

Über die Beteiligung von Sehnenscheiden und Schleimbeuteln bei allergischen Reaktionen hat schon WERNER berichtet (1957). Ich selbst konnte 1958 über 10 rein-allergische von 22 Fällen von Polytendovaginitis berichten. Für die allergische Entstehungs- und Verlaufsart spricht das Vorkommen sonstiger Allergosen, normale oder wenig erhöhte Blutsenkung, das Ansprechen auf Antihistaminpräparate, vor allem auf Corticosteroide und – nicht zuletzt – der rezidivierende exsudative Verlauf ohne wirkliche Gefahrmomente.

Fall Ilse M., 28 Jahre, Sekretärin. Seit einem Jahr Erythema indur. Bazin, seit 10 Jahren Heuschnupfen. Seit drei Wochen leidet die Patientin unter einer schmerzhaften Schwellung unterhalb des äußeren Knöchels, die zeitweise auch sehr schmerzhaft und gerötet ist.
Diagnose: *Tendovaginitis distal des äußeren Knöchels links.* Senkung im Mittel nach Westergren 9,5, Leukopenie von 3100.
Therapie: 5 mg Ultracorten einmal täglich.

C) *Stoffwechselerkrankungen - Gicht*

Die Ablagerung von Natriumuratkristallen geht bekanntlich vor allem in Geweben mit verminderter Blutversorgung vor sich. Daher sind die Sehnen und Sehnenscheiden Prädilektionsstellen der Urateinlagerung, worauf auch KUZELL und GAUDIN in ihrer Monographie hinweisen. Ich selbst habe unter meinen 130 Fällen von Harnsäuregicht

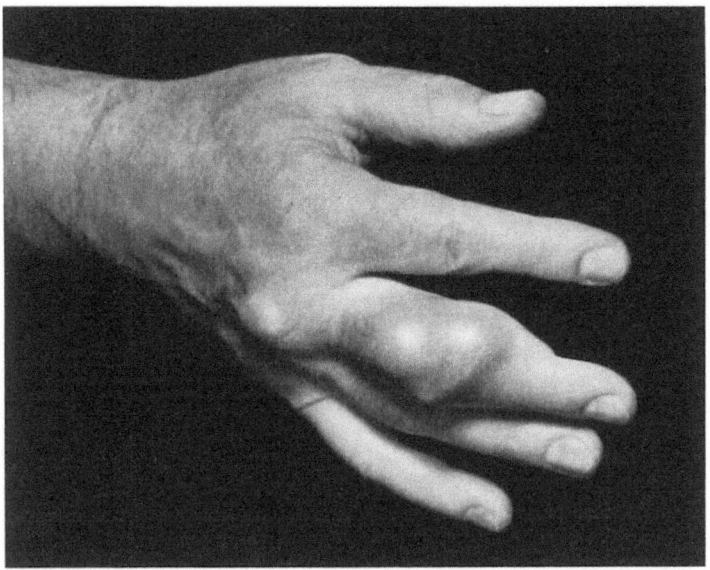

Abb. 27. Harnsäuregicht mit Urateinlagerungen in der Sehnenscheide

mindestens sechsmal Urateinlagerungen in Sehnen und Sehnenscheiden beobachtet (s. Abb. 27).

Bezüglich der Therapie verweise ich auf das S. 85 Gesagte. *Kalkgicht* und *Cholesteringicht* der Sehnenscheiden sind nicht beschrieben.

D) Degenerative und E) traumatische Erkrankungen der Sehnenscheiden

Von den degenerativen Erkrankungen der Sehnenscheiden sei hier nur das *Ganglion* genannt, das freilich auch von der Gelenkkapsel ausgehen kann. Es handelt sich um eine zystische Erweiterung degenerativer Art ohne entzündliche Komponente. Besonders häufig findet sich die prall-elastische Vorwölbung über dem Handgelenk und über den Fußrücken.

Therapie: Nur wenn das Ganglion mit Schmerzen einhergeht, ist es ratsam, es chirurgisch anzugehen; denn es besteht bei jedem Eingriff die Gefahr eines Rezidives; auch bringt jede Eröffnung eines Gelenkes eine Infektionsgefahr mit sich.

Die DUPUYTRENsche Kontraktur hat mit der Sehnenscheide ebenso wenig zu tun wie der sogenannte ,,schnellende Finger".

Über *neoplastische* Veränderungen der Sehnenscheide ist mir aus eigenem nichts bekannt.

Literaturverzeichnis

ADRIAN: zit. n. v. ALBERTINI.
v. ALBERTINI: in HENKE-LUBARSCH, Bd. IX/1 (Berlin 1929).
ASCHOFF: zit. n. v. ALBERTINI.
BAASTRUP: Z. Rheumaforschg. **6**, 57 (1943).
BERGMANN u. STIEDA: Münch. med. Wschr. **1908**/II, 2699.
BERRY: Amer. J. orthop. Surg. **1916**, 14.
BIENER: Münch. med. Wschr. **1958**, 100, 6, 229.
BIRKMAYER u. WINKLER: Klinik u. Therapie d. vegetativen Funktionsstörungen (Wien 1951).
BLOCH u. NAUTA: Schweiz. med. Wschr. **1951**, 81, 805.
BÖHMIG: Z. Rheumaforschg. **14**, 260 (1955).
BRAUN u. VETTER: Sehnenscheidenerkrankungen u. Überbeanspruchung (Beihefte Zbl. Arbeitsmedizin, Bd. 2) (Darmstadt 1956).
BRAUS-ELZE: Anatomie d. Menschen, I. Bd., 3. Aufl. (Berlin 1954).
BRIKNER: zit. n. SCHAER.
BRINKMANN: zit. n. SCHAER.
CALDWELL: Cyclopedia of medicine, F. A. Davis, 1952.
CAMPIGLIO: Z. Rheumaforschg. **5**, 355 (1942).
CANNERT u. CASE: zit. n. SCHAER.
CHELIUS: Handb. d. Chir. (Wien 1838).
CHIARI: Die pathologische Anatomie des akuten Rheumatismus (Der Rheumatismus Bd. 5). (Dresden 1938).
CODMAN u. AKERSON: Zbl. Chir. **1909**, 218.
COOPERMAN: zit. n. SCHAER.
CORREIL u. RANVIER: Manuel d. histolog. pathol. 1. Ed. 468 (1869).
CORTESE: Arch. it. Chir. **1940**, 237.
COSTE: Z. Rheumaforschg. **19**, 198 (1960).
DAHMEN: Z. Rheumaforschg. **17**, 242 (1958).
DEGENRING: Med. Klin. 8, 273, 1950.
DISSÉ: zit. n. KÜTTNER u. HERTEL.
DOLLINGER: zit. n. SCHAER.
DORENDORF: zit. n. KEMPF.
DORN: Z. Rheumaforschg. **20**, 319 (1961).
DUBOIS: zit. n. SCHAER.
DUPLAY: Arch. gen. Med. **1872**, 513; Semairne med. **1896**, Nr. 25.
EDSTROM: zit. n. FÄHNDRICH.
EINAUDI: Z. Rheumaforschg. **17**, 72 (1958).
EXNER: Verh. Dtsch. Ges. Orthop. 110 (1951).
FÄHNDRICH: Med. Welt **1951**, 20, 1305.
FALTA u. FENZ: Wien. klin. Wschr. **1938**, 21.
FENZ: Z. Rheumaforschg. **4**, 415 (1941); Wien. med. Wschr. **1950**, 45, 754; Behandl. rheumat. Erkrankungen d. Anästhesie; 4. Aufl. (Darmstadt 1955); Die „rheumatischen" Erkrankungen in Therapie u. Praxis,

3. Aufl. (München 1958); Paracelsus **1954**, 1, I; Wien. med. Wschr. **1953**, 49, 927; Die Schleimbeutelentzündung u. ihre Behandlung (Wien 1955); Die rein-allergische Arthritis, in: Das akute allerg. Phaenomen 69 (Wien 1958).
FREUND: Gelenkerkrankungen (Wien 1929).
FROEHLICH u. MEYER: Münch. med. Wschr. **1917**, I, 289.
GARDEMIN: Verh. Dtsch. Ges. Orthop. 113 (1951).
GELBKE u. HERZOG: Arch. Orthop. Unfallchir. **1951**, 44, 488.
GOLDENBERGER u. LEVENTHAL: J. Bone Joint. surg. **1936**, 18, 205.
GROB u. STOCKMANN: Helv. ped. acta **112** (1951).
GÜNTHER: Dtsch. med. Wschr. **57,** 1362 (1931).
GUTZEIT u. REISCHAUER: Med. Klin. **46,** 1169 (1951).
HAENISCH: zit. n. SCHAER.
HÄGGQVIST: in v. MÖLLENDORFF: Handb. d. mikroskop. Anatomie, II/3. Teil 222 (Berlin 1930).
HEINECKE u. SCHWARTZ: zit. n. KÜTTNER u. HERTEL.
HELFORS: zit. n. SCHAER.
HELWEG-LARSEN: Z. Rheumaforschg. **5,** 463 (1942).
HERBST: zit. n. SCHAER.
HERZOG: Zbl. Path. path. Anat. **85,** 21 (1949).
HOFF: Wien. med. Wschr. **99,** 455 (1949).
HÖGLER: Wien. Arch. inn. Med. **1928,** 15, 63.
HUETER: Klin. der Gelenkkrankh. (Stuttgart 1876).
IDELBERGER: Verh. Dtsch. Ges. Orthop. 101 (1951).
KAHLMETER: Z. Rheumaforschg. **10,** 351 (1941).
KALBAK: Dtsch. med. J. **9,** 3, 131 (1958).
KAPLAN u. FERGUSON: Amer. J. Surg. **1937,** 37, 455.
KÉLLGREN u. BALL: Ann. rheum. Dis. **9,** 48 (1950).
KEMPF: Z. Rheumaforschg. **7,** 145 (1944).
KEY: Ann. Surg. **1949,** 129, 737.
KÖLLIKER: Mikroskop. Anatomie, Bd. II (1852).
KRAUSE: Allg. mikroskop. Anatomie, Bd. II (1852).
KREMER: Med. **16,** 795, 1959.
KÜTTNER u. HERTEL: Erg. Orthop. Chir. **1925,** 18, 399.
KUZELL u. GAUDIN: Gicht, Documenta rheumatologica, **1956,** Nr. 10.
LAUDA: Lehrb. inn. Med. 372 (Wien 1951).
LECOCQ: J. Bona. joint Surg. **1931,** 13, 872.
LEWANDOWSKY: zit. n. SCHAER.
LOEBELL: zit. n. WERN.
LUX: Wien. KLIN. Wschr. **1927,** II. 1573.
MAYER: Mitt. Grenzgeb. Med. u. Chir. **35,** 651 (1922).
MEYER: zit. n. SCHAER.
MIEHLKE, SCHULZE u. EGER: Z. Rheumaforschg. **19,** 310 (1960).
v. MÖLLENDORFF: Handb. d. Mikroskop. Anatomie. Bd. II. 3. Teil (Berlin 1930).
NAVA, FERAIRA, DE COSTA: Rev. esp. Reum. **6,** 400 (1956).
PAYR: Arch. Klin. Chir. **148,** 406 (1927).
POHL: Wien. Klin. Wschr. **1930,** 43, 397.
POLICETTI: zit. n. SCHAER.

RETTERER: Compt. rend. soc. Biol. Paris **10,** 2 (1895).
RUBASOV: Zbl. Chir. **1936,** 63, 2187.
SANDSTRÖM: Amer. J. Röntgen. **1938,** 40, 1.
SCHAER: Erg. Chir. u. Orthop. **1936,** 29; Schweiz. med. Wschr. **1938,** 29.
SCHEIN u. LEHMANN: Surg. **1941,** 9, 771.
SCHLEICH: Schmerzlose Operationen (Berlin 1894).
SCHNEIDER: Wien. med. Wschr. **106,** 523 (1956).
SEIFERT u. GEILER: Z. Rheumaforschg. **18,** 337 (1958).
SIEGLBAUER: Lehrb. d. normalen Anatomie d. Menschen, 4. Aufl. (Berlin und Wien 1940).
SIEVERS: Verh. Dtsch. Ges. Chir. (1914) 243.
STEFANINI: zit. n. SCHAER.
STULZ: zit. n. SCHAER.
SULGER: Mitt. Grenzgeb. Med. u. Chir. **1922,** 35, 691.
TANDLER: Lehrb. d. system. Anatomie, 1. Bd. 3, 4 (Leipzig 1911).
TAUBE: Z. Rheumaforschg. **18,** 187 (1959).
TOLDT-HOCHSTETTER: Anat. Atlas. (Berlin-Wien 1923).
TROCHE: Z. Rheumaforschg. **7,** 189 (1944).
TSCHMARCKE: Arch. Klin. Chir. **1930,** 156, 858; **1931,** 164, 785.
UEHLINGER: zit. n. SCHAER.
USLAND: zit. n. SCHAER.
WERN: Dtsch. med. Wschr. **1951,** 76, 802.
WERNER: in: HANSEN, Allergie 3. Aufl. (Stuttgart 1957).
WETTREICH: Rev. Brasil. reumatol. **3,** 245 (1959).
WIBERG: Nordisk. Med. **1941,** 25, 1929.
WIEDAU: Z. Rheumaforschg. **7,** 253 (1958).
WITHERS: zit. n. EXNER.
WREDE: Arch. Klin. Chir. **1912,** 99, 239.

Autorenverzeichnis

ADRIAN 86
AKERSON 17, 41
v. ALBERTINI 86
ALBINUS 8
ASCHOFF 86

BALL 91
BERGMANN 16, 37
BERRY 37, 62, 71
BIENER 90
BIRKMAYER 30
BLACK 7
BLOCH 39, 74
BÖHMIG 22
BRAUS 5, 10, 62
BRIKNER 37
BRINKMANN 37
BRUDET 50
BRUHNS 81
BRUCKLEY 20, 21

CALDWELL 9
CAMPIGLIO 38
CANNETT 37
CASE 37
CHELIUS 16
CHIARI H. 79
CODMAN 17, 41, 57
COOPERMAN 37
CORONINI 82
CORREIL 8
CORTESE 50
COSTE 56
CROSBY 57

DAHMEN 56
DEGENRING 90
DE QUERVAIN 12, 25, 87, 90
DICKSON 57
DISSE 8
DOLLING 50
DORENDORF 82

DORN 56
DUBOIS 37
DUPLAY 16

EDSTRÖM 56, 79
EGER 21
EHALT 50
EINAUDI 56
ELZE 5, 10, 62
EXNER 41

FÄHNDRICH 40, 56
FALTA 17, 37, 74
FERGUSON 7
FRANK 4
FRANKE 38, 50
FREUND E. 94
FRIEDMANN 35
FRÖHLICH 33

GARDEMIN 56
GAUDIN 94
GEILER 38, 79, 91, 94
GELBKE 9
GOLDENBERGER 62
GROB 90
GROEGER 79
GÜNTHER 92
GUTZEIT 30, 55

HAENISCH 16, 37
HÄGGQVIST 8
HALLER 37
HEINECKE 7
HELFORS 17, 37
HELWEG-LARSEN 90
HERBST 37
HERTEL 80
HERZOG 9, 79
HITZROT 37
HOCHSTETTER 62
HOFF H. 67

HÖGLER 17, 38, 50, 74, 79, 81
HUETER 33
HYRTL 8

IDELBERGER 56
IGRAVE 38

JALKOTZI 38, 86

KAHLEIS 35
KAHLMETER 53
KAPLAN 7
KELLGREN 91
KEMPF 82, 94
KEY 38
KOCH C. M. 16
KÖLLIKER 8
KRAUSE 8
KREMSER 90
KÜTTNER 80
KUZELL 94

LAUDA 94
LAW 56
LECOCQ 62
LOEBEL 72
LEHMANN 62
LEIPERT 38
LEVENTHAL 62
LEWANDOWSKY 38
LUX 38

MEYER A. W. 34
MEYER H. 37
MEYER H. H. 33
MIEHLKE 21
v. MÖLLENDORFF 8

PAYR 33, 37, 38, 50
POHL 19
POLICETTI 37

RANVIER 8
REISCHAUER 55
RETTERER 8
RETTIG 9
ROSENMÜLLER 16
RUBASOV 38, 39

SANDSTRÖM 52
SCHAER 17, 29, 38, 41, 50, 56, 57
SCHEIN 62
SCHLEICH 74
SCHNEIDER 91
SCHÖN 6
SCHULZE 21

SCHUMANN 61
SCHWARTZ 7
SEIFERT 37, 38, 79, 91, 94
SIEGLBAUER 7, 62
SIEVERS 74
SPITZER 35
STEFANINI 50
STEINBROCKER 35
STIEDA 16, 37
STOCKMANN 90
SULGER 34

TANDLER 4, 62
TAUBE 90

TOLDT 62
TROCHE 94
TSCHMARCKE 33

UEHLINGER 37
USLAND 17, 37

WERN 72
WERNER 94
WETTREICH 56
WIBERG 91
WIEDAU 56
WINKLER 30
WITHERS 40
WREDE 17

Sachverzeichnis

Anästhesiebehandlung 73 ff.
—, Anwendungsweise der 74
—, Richtlinien für die 75
—, Wirkungsfaktoren der 74
Ankylose 33
Ansatzverkalkung 57
Ätiologie der „unspezifischen" Bursitis 50, 51
Atrophie durch Inaktivität 33
—, des Knochens 34 ff.
—, des Muskels 34, 44

Beuge-Drehversuch 55
Bewegungstherapie 51, 79
Bindegewebe, interstitielles 5
Bursa, akzessorische 9
—, konstante 9
Bursitis bei Brucellose 83
—, dysenterische 7, 82
—, gonorrhoische 81
—, bei Grippe 83
—, bei Lues 81 ff.
—, purulenta 26, 69 f., 83
—, rein-allergische 84 f.
—, rheumatica 21 f., 38, 79 f., 91
—, —, der Ellenbogengegend 7, 58, 79 f.
—, „spezifische" 79
—, tuberkulöse 18, 80 f.
—, „unspezifische" 21 ff.
—, —, des Beckens 60 f.
—, —, der Ellbogengegend 58
—, —, der Finger 2, 26, 60 f.
—, —, der Handwurzel 2, 24, 58 ff.
—, —, der Hüftgelenks- und Trochantergegend 25, 61 ff.
—, —, des Kehlkopfes 72
—, —, der Kniegelenksgegend 26, 44, 68 ff.
—, —, der Kreuzbeingegend 60 f.
—, —, der Schulter 25, 33, 36, 53 ff.
—, —, der Sprunggelenk-, Mittelfußgegend und der Zehen 26, 71
—, —, der Steißbeingegend 60
—, —, Symptomatik der 3, 20, 22 ff.
—, bei Wolhynischem Fieber 83
Bursolithen, Chemische Zusammensetzung von 38 f.
Bursopathia traumatica 2, 18, 20, 85 f.
—, urica 2, 85
Bursosis 2, 18, 20, 85
Butazolidin 24, 51, 73, 76, 78, 89 f.

Corpora oryzoidea 16, 19 f., 44
Cortison 24, 51, 79 f.
—, bei Sehnenscheidenentzündung, 3, 89, 94

Differentialdiagnose der Schulterbursitis 54
DUPUYTRENsche Kontraktur 50, 95

Einbruch eines Kalkdepots 17, 29, 50 f., 86

Fibrositis 20.
Fixationskontraktur 33
Flüssigkeit des Gleitsystems 6, 14, 76, 87 f.
„frozen shoulder" 18, 56

Ganglion 16, 95
Gleitbeutel 9
Gleitsystem, Aufgabe des 35

Hartspann 31 ff.
Häufigkeit der Schleimbeutelerkrankungen 1
—, der Sehnenscheidenerkrankungen 1
—, der „unspezifischen" Bursitis 41
—, der Verlaufsformen der „unspezifischen" Bursitis 49

Hygrom 14, 16, 18, 44, 46, 80, 92
„Hypästhetische Insel" 3, 27 f.
Hypästhetische Zone 27 f.
Hyperthyreose 30
Hypertonus 31 ff.
Hypertrophie des Muskels 34
Hypomochlion 5

Irgapyrin 51, 73, 78, 90

Jahreszeitlicher Beginn der Bursitis 49 f.

Kalkeinlagerung 7, 16 f., 21, 36 ff., 44, 57
—, Beseitigung der 39, 44 f., 51, 74
Kontraktur 33, 44
Körperviertelschmerz 30

Lebensalter bei Beginn der Bursitis 39 ff.
Lokalisation der „unspezifischen" Bursitis 2, 7, 41, 51

Mesotenon 10 f.
Muskelatrophie 34

Neige-Drehversuch 55
Nodositas juxtaarticularis 18, 81 ff.
Nomenklatur 17 ff.
Novokaininfiltration 24, 39, 51, 74 ff.
—, Anwendung der 74 ff.
—, der Ellbogengegend 76
—, Ergebnisse der 78
—, des Fußes 77
—, der Hüft- und Trochantergegend 77
—, der Kniegelenksgegend 77
—, der Schulter 76
—, bei Tendovaginitis 90

Osteoporose 36, 41

„Painful shoulder" 18
Pantocainlösung 74
Paratenonitis 87, 89 f.
„Periarthritis humeroscapularis" 16, 18, 36, 55 ff., 74, 79
Peritendinitis calcarea 17, 52
Plenosol 39, 51, 79

Polybursitis 19, 58, 84
Polytendovaginitis 94
—, serosa 88
Prognose der „unspezifischen" Bursitis 50 f.
Punktion 14, 39, 74

Radiumtherapie 24, 39, 51, 79
Reiskörperchen 16, 19 f., 38, 44
Röntgenbefund der akuten Bursitis 23
—, therapie 24, 39, 51, 78
Rötung 26 f.

Scheuerungsschäden 5 f., 26, 39, 44, 69, 71, 73
Schleimbeutel, Anatomie der 6
—, Entwicklung der 7
—, entzündung 20 ff.
—, —, „unspezifische" 21 ff.
—, —, —, Lokalisation der 7, 41, 51
—, erkrankungen 16 ff.
—, —, Einteilung der 19
—, —, Geschichte der 16
—, Histologie der 8
—, Struktur 8
—, Zahl der 7
Schmerz, Ausbreitung 29 f.
—, bei Bursitis 28 ff.
— -empfindungsschwelle 30
— -folgen 20, 31 f.
— -intensität 30
— -spirale 31 f., 74
— -stillung 73
— -ursachen 29
Schulter-Handsyndrom 19, 35 f., 56 f.
—, Inaktivität der 35
—, „unspezifische" Bursitis der 53 ff.
Schwellung 24
Sehnengelenk 6
Sehnenscheiden, Anatomie der 6 ff.
—, des Fußes 12 f.
—, der Hand 11 f.
—, entzündung 87 ff.
—, —, rein allergigische 87
—, —, „spezifische" 91
—, —, „unspezifische" 87

Sehnenscheidenerkrankungen 87 ff., 94
—, —, degenerative 95
—, —, bei Gicht 94 f.
—, —, traumatische 95
Sesamknochen 10
Spondylose der Halswirbelsäule 54, 56
Sporn 29, 39, 57
Streck-Drehversuch 57
SUDECKsche Atrophie 36
Supraspinatussehne 11, 36 f., 40 f.
—, Kalkeinlagerung in der 17, 57
—, Riß der 17, 41, 57

Tendovaginitis, akute 88
—, chronische 88
—, crepitans 87, 89 f.
—, dysenterica 94
—, eitrige 94

—, gonorrhoica 93
—, luica 93
—, rheumatica 91 ff.
—, serosa 14, 87 ff.
—, stenosans De Quervain 12, 15, 87, 90 ff.
—, tuberculosa 93
Therapie der „unspezifischen" Bursitis 35, 73
—, —, Fehler der 23
Tumoren der Schleimbeutel 20, 86

Verlaufsformen bei „unspezifischer" Bursitis 3, 41
Verlausform, akute 42 f.
—, primär-chronische 42, 45 f.
—, rezidivierende 42, 46 ff.
—, sekundär-chronische 42 ff.

Wechselwirkung, fördernde 32, 74

Der Rheumatismus

Sammlung von Einzeldarstellungen auf dem Gesamtgebiet der Rheumaerkrankungen.

Herausgegeben von Prof. Dr. R. SCHOEN-Göttingen

Seit 1945 erschienene Bände:

Bd. 3: V. R. OTT und H. WURM, **Spondylitis ankylopoetica** (Morbus Strümpell-Marie-Bechterew) Zugleich 2. völlig neubearbeitete Auflage der „Bechterewschen Krankheit" von W. KREBS und H. WURM
XII, 246 Seiten 137 Abb. 1957. Kart. DM 38.—

Hier liegt ein S t a n d a r d w e r k vor, in dem beste Fachleute ihre Meinung in w o h l - a b g e w o g e n e r , k r i t i s c h e r D a r s t e l l u n g äußern **Klinische Medizin**

Bd. 20: E. FENZ, **Behandlung rheumatologischer Erkrankungen durch Anästhesie**, 4. Auflage
XI, 112 Seiten, 18 Abb. 1955. Kart. DM 12.—

Ein ausgezeichnetes, weil überzeugendes Buch, das dem p r a k t i s c h e n A r z t wie auch dem an speziellen Rheumafragen Interessierten in gleicher Weise empfohlen werden kann. **Ärztliche Wochenschrift**

Bd. 31: A. GAMP, K. LINDEMANN, G. SCHALLOCK, G. A. SCHOGER, F. STRNAD u. W. M. H. WEISSWANGE, **Die Osteoarthrosen.**
VII, 178 Seiten, 39 Abb. 1956. Kart. DM 20.—

Dieses Sammelwerk ist ein w e r t v o l l e r W e g w e i s e r für jeden Arzt, der mit Arthrosen und Spondylosen zu tun hat. Besonders auf dem Schreibtisch des P r a k - t i k e r s sollte diese k l a r e Zusammenfassung griffbereit liegen. **Medizinische Klinik**

Bd. 32: W. TISCHENDORF, **Klinik der Kollagenkrankheiten** (Kollagenosen) Unter Mitarbeit von K. MÜLLER.
VII, 72 Seiten 25 z. T. farbige Abb. 1959. Kart. DM 18.—

Das Erscheinen des Buches ist sehr zu begrüßen, und seine Lektüre sei j e d e m p r a k - t i s c h e n A r z t e m p f o h l e n , der seine Kenntnisse damit wesentlich erweitern und fundamentieren kann. **Zeitschrift für ärztliche Fortbildung**

Bd. 33: A. STUDER und K. REBER, **Rheumatismus als Problem der experimentellen Medizin**
VII, 138 Seiten, 17 (darunter 1 farbige) Abb., 1 Tab. 1959. Kart. DM 24.—

Die Anschaffung des Buches ist dem F o r s c h e r u n e n t b e h r l i c h , dem p r a k - t i s c h t ä t i g e n Arzt zur Vertiefung seines kritischen Denkens sehr zu empfehlen. **Archiv für physikalische Therapie**

Bd. 34: U. KÖTTGEN und W. CALLENSEE, **Statistische Untersuchungen zum kindlichen Rheumatismus**
VII, 113 Seiten, 26 Abb., 60 Tab. 1959. Kart. DM 22.—

Im Ganzen ist es eine h e r v o r r a g e n d e Z u s a m m e n s t e l l u n g , die ein weitverbreitetes Studium verdient und dem praktisch, k l i n i s c h und w i s s e n - s c h a f t l i c h t ä t i g e n A r z t w e r t v o l l e E r k e n n t n i s s e vermittelt. **Hippokrates**

DR. DIETRICH STEINKOPFF VERLAG · DARMSTADT

Zeitschrift für Rheumaforschung

Organ der Deutschen Gesellschaft für Rheumatologie. Organ der Österreichischen Liga zur Bekämpfung des Rheumatismus. Organ der Schweizerischen Gesellschaft für physikalische Medizin und Rheumatologie

Herausgegeben von
R. Schoen-Göttingen · W. H. Hauss-Münster i. W.
V. R. Ott-Giessen/Bad Nauheim · K. Gotsch-Graz · A. Böni-Zürich

Die Zeitschrift erscheint jeden zweiten Monat mit einem Doppelheft im Umfang von 80–96 Seiten. 12 Hefte bilden einen Band. Preis halbjährlich
DM 28.—

Die seit Kriegsende erschienenen Bände 8–21 (1949–1962) sind noch lieferbar.
Mitglieder der Gesellschaften, deren Organ die Zeitschrift ist, erhalten 20% Nachlaß.
1963 erscheint Band 22

Die Zeitschrift vermittelt als einziges deutschsprachiges Spezialorgan allen Kreisen, die an der Erforschung, Verhütung und Bekämpfung rheumatischer Erkrankungen arbeiten oder interessiert sind, die neuesten Erkenntnisse und Fortschritte der Rheumatologie vom wissenschaftlichen und sozialen Standpunkt und will deren Ausweitung in der ärztlichen Praxis besonders erleichtern und fördern. In Originalarbeiten namhafter in- und ausländischer Autoren kommen alle wesentlichen Anschauungen zu Wort.
In Sammel- und Kongreßberichten, Buchbesprechungen und Referaten wird ausführlich über die Weltliteratur berichtet.
So wendet sich die Zeitschrift sowohl an den Forscher als auch an den Arzt in Praxis und Klinik und an den Sozialmediziner.

Kostenlose Probehefte stehen Interessenten auf Wunsch zur Verfügung.

DR. DIETRICH STEINKOPFF VERLAG · DARMSTADT

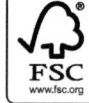

MIX
Papier aus verantwortungsvollen Quellen
Paper from responsible sources
FSC® C105338

If you have any concerns about our products,
you can contact us on
ProductSafety@springernature.com

In case Publisher is established outside the EU,
the EU authorized representative is:
**Springer Nature Customer Service Center GmbH
Europaplatz 3, 69115 Heidelberg, Germany**

Printed by Libri Plureos GmbH
in Hamburg, Germany